Salud es riqueza

¡Haz una deliciosa inversión en ti!

Por

ANDREA

BEAMAN

HHC, AADP

DEDICADO A MI PADRE, RICHARD E. BEAMAN
MI MÁS GRANDE ADMIRADOR

CAPÍTULO 9
¡COMIDAS QUE FUNCIONAN! **100**

AGRADECIMIENTOS

En la última década, he escuchado con atención a clientes, estudiantes y admiradores, descubrir dónde necesitaban asistencia sólo al incorporar mejoras en sus dietas y estilos de vida en sus día a día. Mis más profundas gracias a todos ustedes. Si no hubieran hechos preguntas tan importantes, no tendríamos este libro. También, quiero agradecerles por permitirme probar ciertas recetas con ustedes en mis clases de cocina. Fueron una audiencia verdaderamente cautivadora. ¿O es acaso una "audiencia cautiva"? Una vez que estaban dentro de mi apartamento, ¡no los iba a dejar escapar!

Gracias, a Joshua Rosenthal y al Instituto de Integrative Nutrition, por impulsarme a compartir mi voz con el mundo. Seguiré gritando mi mensaje de salud y, eventualmente, será escuchado alrededor del todo el mundo.

Mil gracias a Paula Jacobson y a Sheilah Kaufman por su incansable dupla de edición. ¡Ustedes dos, chichas, son impresionantes! ¡Gracias MacKenzie Carpenter por encontrar estas dos joyas! MacKenzie viajó por la red, todo el camino hasta Maryland, para encontrar los mejores editores para este proyecto.

Gracias, Rena Unger, por ser la sous-chef que más duro trabaja en el negocio y por ser un fantástico equipo de apoyo. ¡Gracias a Jackie Davidson, la más reciente adición al equipo Beaman! Gracias Donna Sonkin, por tu sabio consejo al contratar un gran fotógrafo para la portada del libro y por ser una leal y querida amiga. Gracias, Valerie Feder, por todo tu amor y apoyo y por ayudarme a salir al mundo de una manera interesante para el público. ¡Ustedes, chichas, son las mejores!

Gracias, Jordan Matter, por tan jodidamente espectacular foto de la portada. Y gracias, Mira Zaki, por mi foto de chef favorita. Julie Mueller y Jam Graphics and Design –- adoro todas las portadas de mis libros y todo lo que han creado para mí.

Gracias a mi familia por su amor y su apoyo hacia mi carrera y mis decisiones de vida. Un agradecimiento especial a mis sobrinos, que siempre están dispuestos a experimentar en la cocina conmigo. ¡Los amo chicos!

Muchas gracias Nathaly Carolina Salas Guaithero y Yuri Rodríguez por la traducción al español de mi libro!

A todos los agricultores y proveedores de alimentos que cultivan y producen alimentos de excelente calidad - ¡Gracias! Donde hay comida, hay vida.

Por último, pero ciertamente no menos, gracias a Pablo García por nutrir mi corazón y mi alma. Y por hacer los desayunos más deliciosos, de esa manera pude terminar de escribir y editar este libro. Gracias, Mielo.

INTRODUCCIÓN

A través de años de asesorar clientes sobre salud y la dieta, He oído muchas excusas repetidas una y otra vez: hacer, comer, o elegir mejor los alimentos es imposible debido a los rigurosos horarios de trabajo, los viaje, sin tiempo para cocinar, consumir comida rápida a la carrera, salir a cenar con clientes, o las reuniones familiares, y los eventos sociales que parecen cruzarse en el camino de las buenas opciones alimentarías. Estas excusas pueden ser validas, pero también hay muchas formas sencillas que aseguran una mejor salud. Y eso es lo que hago mejor - una dieta sana y nutritiva y estilo de vida que funcione dentro de la acelerada sociedad moderna en que vivimos.

Los clientes se sorprenden con frecuencia cuando les digo que como regularmente en restaurantes, tengo una extensos agenda de viajes, asisto a reuniones sociales, e incluso disfruto de barbacoas en verano. Donde quiera que voy, simplemente llevo conmigo mis conocimientos de comida, y con ese conocimiento, puedo crear las comidas más deliciosas y nutritivas en cualquier lugar y en cualquier momento - ¡incluso si estoy varada en un aeropuerto!

Escribí este libro para enseñar cómo obtener los mejores alimentos en tu vida de las formas más sencillas posible. Alimentarse mejor regularmente asegura que estás llenando tu banco de vitaminas y minerales haciendo inversiones sólidas en la salud de su cuerpo. Es imperioso comenzar invertir en nuestra salud lo más pronto posible para ayudar a prevenir enfermedades futuras. La prevención es la clave para la salud a largo plazo.

A medida que leas esta guía, aprenderás dónde comprar, y cómo ahorrar dinero, a aprovechar tu tiempo al máximo en la cocina, a cocinar comidas en cantidades para su uso futuro, y a almacenar y organizar la alacena.

También aprenderás estrategias de menús para la elaboración de muchas comidas, cómo comer en eventos sociales, lo que debe hacer durante la época de las fiestas, y mucho más. Este libro te puede guiar a dejar alguna de las excusas de por qué no puedes cuidar de ti mismo, y ayudarte a la tarea real de crear un cuerpo y mente sana

Para muchas personas, hacerse cargo de su salud y comer mejor, puede parecer una tarea agotadora, cara y que toma mucho tiempo, pero no tengas miedo ... Te puedo enseñar cómo nutrirte con la mejor comida que el dinero pueda comprar incluso si tienes un presupuesto apretado. Recuerda - cada centavo que inviertas en ti y en tu salud vale la pena.

Deseándote una salud vibrante,
Andrea Beaman, HHC, AADP, Chef

Capítulo 1

HACIENDO UNA SABIA INVERSIÓN

En la carrera de ratas de hoy en día, mientras te esfuerzas por lograr éxito financiero, o simplemente tratas de mantenerte a la par del nivel de vida de tus vecinos (¿Qué diablos importan los vecinos de todos modos?), literalmente trabajamos hasta el cansancio. Pasamos largas horas en la oficina, comemos comida rápida y comida chatarra, o nos saltamos todas las comidas. También nos falta el ejercicio físico diario, el sol y un sueño adecuado. Todas estas conductas perjudiciales de estilos de vida están afectando negativamente nuestra salud.

De acuerdo con estadísticas del gobierno, gastamos miles de millones de nuestro dinero ganado duramente, en enfermedades causadas directamente por una dieta deficiente en nutrientes y un estilo de vida poco saludable. La obesidad, el cáncer, la diabetes, las enfermedades del corazón, la depresión, la infertilidad, la osteoporosis y otras enfermedades, literalmente, están comiéndose el dinero que tanto trabajo nos ha costado amasar.[1]

Nuestro estilo de vida actual no tiene sentido. Estamos trabajando en un estado de enfermedad física y emocional - ¿y para qué? ¿para así tener una vida mejor después de jubilarnos? No podemos disfrutar de la jubilación si no podemos ni siquiera salir de la cama, ya que nuestro cuerpo físico nos ha fallado, o, mejor dicho, porque le hemos fallado a nuestros cuerpos.

Las exorbitantes tasas de enfermedades de hoy día pudieron haber sido evitadas si nos hubiesen enseñado los fundamentos de la alimentación a una edad temprana, del mismo modo que se nos enseña lectura, escritura y aritmética. Asistiendo a la escuela, se entrena la mente y se nos prepara para ser parte de la fuerza laboral. De niña se me enseñó que dos más dos es igual a cuatro, una y otra vez hasta que *lo aprendí*. Y si no lo *aprendía*, no podía pasar al próximo grado. Era

---

[1]

http://www.ars.usda.gov/research/programs/programs.htm?docid=400&npnumber=10

así de simple. Me hubiera quedado atrasada o hubiera sido forzada a acudir a la escuela en verano hasta que esos hechos y valores numéricos hubieran engranado en mi mente, y pudiera recitarlos de adelante hacia atrás, de atrás hacia adelante y al revés.

Creo que debimos haber sido enseñados de manera similar sobre la selección de los alimentos y cómo están relacionados con la salud y el mantenimiento del cuerpo; así, prevenir o curar enfermedades sería tan fácil para nosotros como dos más dos son cuatro. Pero por alguna razón, la teoría de los alimentos y su preparación no está en el programa de la mayoría de las escuelas. De hecho, esto no es del todo cierto. Me acuerdo estar sentada en clases obligatorias de economía del hogar durante la secundaria. Fue allí donde aprendí a hacer un empalagoso rollo de canela. A los estudiantes se nos dio un poco de masa que había sido comprada en la tienda y se les dijo que la aplastaran sobre la mesa hasta que pareciera una corteza cuadrada de pizza siciliana. Se nos dio instrucciones de untar la masa cruda con mantequilla ablandada, canela en polvo y cantidades de azúcar. Finalmente, enrollamos la masa en forma de leño y la pusimos al horno a 350 grados F por 20 minutos. ¡Voilà… rollo de canela!!! Ese fue el grado de mi entrenamiento en preparación de alimentos. Y, resulta bastante posible, que todo el mundo en Estados Unidos haya tenido la misma clase de economía del hogar ¡y podría ser la razón de la crisis de salud actual! Como jóvenes impresionables, se nos enseñó dos grandes lecciones: dos más dos son cuatro y cómo preparar dulces rollos de canela.

La comida saludable y nutritiva debería ser la esencia de nuestros instintos alimenticios, pero no lo es. De algún modo, o hemos perdido el contacto con el conocimiento básico o nunca nos los enseñaron en primer lugar. Y, en nuestra prisa por ganar mucho dinero, o mantenernos al día con el aumento del costo de la vida, hemos sido negligentes con este instinto más que fundamental para nosotros mismos y nuestros niños.

El tema de este libro es simple: escoge ingredientes puros y simples que incluyan granos enteros, frijoles, proteína de origen animal, vegetales, frutas, nueces y semillas y grasas, tal como comían nuestros ancestros. Debes haber escuchado esto millones de veces, y lo seguirás escuchando una y otra vez hasta que finalmente te llegue y *lo aprendas* – como una madre que le pide a su hijo que se cepille los dientes antes de ir a la cama. El niño, usualmente se queja y hay que decírselo todas las noches hasta que lo aprenda y el simple acto de cepillarse los dientes se convierta en hábito. Eso es lo que quiero inculcarte. Mientras más prepares y comas consistentemente alimentos de la mejor calidad, esta acción se convertirá en un hábito saludable en el que, eventualmente, ni siquiera pensarás. Sólo ocurrirá de manera automática.

A lo largo de los años, he escuchado a clientes culpar a horarios extenuantes de trabajo por comer a la carrera, saltar comidas por entero o por sobre-estimularse en la oficina con café, azúcar ¡y esos condenados rollos de canela! Otros, cenan fuera de manera regular y no *saben* cómo ordenar comida saludable en un restaurante. Algunos, mencionan las reuniones familiares, los eventos sociales y varias otras actividades diarias que se interponen en el camino de hacer sabias elecciones de comida y estilo de vida. Estas excusas para comer de manera tan pobre son comprensibles, especialmente si no se nos ha enseñado los principios básicos de cómo sacarle el mayor provecho a nuestro tiempo en la cocina o cómo tomar las mejores decisiones cuando estamos fuera y cómo cuidar nuestro quehacer de todos los días.

No lo voy a decir de forma dulce: los alimentos completos conllevan cierto esfuerzo para comprarlos y prepararlos, y la mayoría de las personas, bien no tienen tiempo para perder o se niegan a hacer de esto una prioridad. Muchos de nosotros estamos sobrecargados con responsabilidades y compromisos de trabajo y estamos muy exhaustos para invertir el tiempo y la energía necesaria para nutrirnos de manera apropiada.

Lo que muchas personas no toman en cuenta es que existen maneras rápidas y fáciles de tener mejores alimentos en sus vidas sin necesidad de gastar horas esclavizados frente a una estufa caliente. Con un poco de conocimiento sobre comida y un estilo de vida inteligente, es posible hacer las mejores selecciones de comidas, incluso también cuando estás fuera. Desde una sabiduría práctica y experiencia de primera mano, he incluido información en este libro que puede enseñarte cómo poder tener los alimentos de mejor calidad en tu vida y en tu cuerpo tan rápido, fácil y sin sufrimiento como sea posible, sin interrumpir tu ocupada agenda. ¡Gracias a Dios por eso! Puedes disfrutar de un desayuno nutritivo y aún así llegar a tiempo a una reunión de junta. ¡Menos mal!

Este libro no muestra ninguna nueva revelación dietética moderna (¿Realmente necesitamos otra dieta de moda?), no guarda el secreto de la fuente de la juventud o te enseña cómo vivir para siempre. Nuestras vidas son finitas. Es un bombazo, yo lo sé. La muerte es una parte inevitable de la esta vida; pero no tenemos que llegar al finar de ella gateando, cojeando o en silla de ruedas con un sólo riñón, la mitad del hígado y el corazón de un mono porque fuimos negligentes a la hora de comer bien y nutrirnos propiamente mientras tratábamos de llegar al final.

El cuerpo humano es perfecto en su diseño, puede permanecer intacto, fuerte y en forma hasta el último respiro *si* aprendemos a invertir en la escogencia de la mejor comida y estilo de vida, tanto como sea posible.

No se necesita renunciar a tu trabajo y correr hacia las montañas buscando soledad en una cueva para mejorar tu salud – aunque pudiera ayudar y recomendaría altamente esta opción para algunas personas. Una salud vibrante comienza primero y principalmente con una de nuestras necesidades más básicas: la comida. Todas las criaturas en este planeta necesitan comer para vivir. Como humanos, colocados en el tope de la cadena alimenticia, tenemos una amplia variedad de alimentos para escoger a la hora de buscar nuestra próxima comida. Desafortunadamente, tener tantas opciones, también se convierte en uno de nuestros mayores problemas. De hecho, hay muchísima comida no saludable en el mercado disfrazada como "comida sana" que no sabemos qué diablos comer. No tengas miedo – pasaremos a través de los camelos "orgánicos" y llegaremos a los nutritivos tesoros de la sabiduría.

La calidad de nuestra comida impacta nuestros niveles de energía, estado de salud y, esencialmente, toda nuestra existencia. Hay una multitud de información científica entre comer alimentos de mejor calidad y tener una buena salud. Muchas personas ya sabe esto, pero se quedan cortos a la hora de incorporar esta información práctica en sus vidas diarias. O, con demasiada frecuencia, las personas esperarán a que sus reservas de vitaminas y minerales estén completamente agotadas y las enfermedades los hayan consumido, antes de optar por hacer algunas mejoras.

Eso fue lo que hice. Esperé a que la enfermedad me tumbara al piso antes de hacer cambios necesarios. Era una adicta a la comida chatarra estimulante y una buscadora crónica de dietas. Mis deficiencias nutricionales se mostraron en la forma de una enfermedad de la tiroides y un sistema inmunológico pobre. Para otras personas, puede presentarse en forma de cáncer, enfermedades del corazón, diabetes, artritis, infertilidad, enfermedades auto-inmunes u otra dolencia. Si el cuerpo está subsistiendo a fuerza de rollos de canela y estimulantes y no está recibiendo una nutrición adecuada para trabajar propiamente, no funcionará. Esperar a que lleguen las enfermedades no es algo inteligente porque recobrarse de una enfermedad toma más tiempo y energía, que mantener el cuerpo saludable desde el principio.

"Salud es riqueza" literalmente significa que es posible tener una vida rica sin comprometernos en el proceso. No me malentiendan – ¡si ganamos millones de dólares podría ser indiscutiblemente más fácil comer bien y vivir sanos! Pero a la final, gastar nuestro dinero tratando de *recobrar* la salud después de que ha sido *arruinada*, puede agotar por completo nuestros fondos de retiro.

Necesitamos aprender cómo invertir en nuestra salud en nuestro día a día. Es volver a lo básico para aprender el A-B-C y el 1-2-3 de los alimentos completos y deliciosos para mejorar la salud en todos los niveles. Así que, ponte a pensar (ponte tu delantal)… ¡y comencemos!

Capítulo 2

VOLVIENDO A LO BÁSICO

Antes de que comiences a comprar, cocinar e invertir en tu salud, es importante que tengas una idea básica de la cantidad de comida que tú y tu familia pudieran comer en alguna comida determinada. Todos hemos oído la expresión "debemos comer una comida balanceada completa", pero ¿qué significa eso? De acuerdo con el Departamento de Agricultura de Estados Unidos (USDA por sus siglas en inglés) MiPirámide.gov, un comida balanceada se compone de granos, verduras, frutas, leche, carne, frijoles, y grasas. Esa es una amplia variedad de alimentos que sostiene múltiples aspectos de la industria alimentaria, pero ¿cuánto se supone que debemos comer? Siguiendo las direcciones en la página de la red del gobierno, introduje mi datos: la altura (5'4" – 1,65 m. en un día en que estoy alta), peso (128 libras – 58 kilos, por lo general) y el nivel de actividad diaria de ejercicios (30 a 60 minutos). Fui redirigida a mi pirámide personal que recomendaba 2.000 calorías por día. No he contado las calorías desde que dejé de "hacer dieta" hace más de una década, así que no tenía idea de lo que 2.000 calorías por día podían ser o cuál era su sabor.

Curiosa por descubrir cuánto es la cantidad de calorías que consumo a diario, introduje los alimentos que comí ese día en particular: una rebanada de pan de granos múltiples untado con mantequilla de vaca alimentada con pasto, coronado con un huevo escalfado para el desayuno; un puñado de mezcla de frutas y nueces, que consistía en nueces tostadas y frutos secos como tentempié a media mañana; arroz moreno pilaf con un muslo pequeño de pollo estofado (alrededor de 3 a 4 onzas – 113 gr. aproximadamente) y tomates, mesclun verde bebé rematado con unas cucharadas de frijol negro y ensalada de maíz para el almuerzo; un jugoso melocotón maduro en la tarde como merienda y salmón a la brasa (de 4 a 5 onzas 115 gr. aproximadamente) con verduras de verano salteadas, para la cena.

¡Ah! ... y casi se me olvida. También me consentí con una galleta pecadora de avena, nuez y pasas del tamaño de mi cabeza! Sólo bromeaba. La galleta tenía el tamaño de la palma de mi mano. Tuve un día delicioso y satisfactorio; pero, según el contador de calorías

14

MyPyramid.gov, mi consumo del día fue apenas de 1.561 calorías. Eso fueron 439 calorías menos de lo que debo comer.

El planificador de menús MyPyramid.gov me sugirió que no estaba comiendo las calorías suficientes y necesitaba aumentar el consumo de leche, frutas y grasas buenas para ayudar a alcanzar mi meta de 2.000 calorías por día. De acuerdo con su recomendación, yo tenía que:

• Elegir un yogur libre de grasa o bajo en grasa para una merienda

• Tomar un capuchino libre de grasa o café latte con leche descremada

• Usar leche baja en grasa en lugar de agua en la avena y cereal caliente

• Hacer un batido de frutas en la licuadora con yogur bajo en grasa o libre de grasa

• Para el postre, hacer un pudín con leche libre de grasa o baja en grasa

• Para las cazuelas usar queso bajo en grasa o libre de grasa

• Usar leche libre de grasa o baja en grasa al hacer la crema de tomate o sopa de hongos

¿Ves una tendencia aquí? El planificador de MiPirámide.gov sugirió todas las opciones de productos lácteos bajos en grasa y libres de grasa. ¡No como nada libre de grasas o bajo en grasas! Como alguien que acostumbraba a hacer dieta, sé que abandonar la grasa puede provocar antojos en exceso por carbohidratos y comidas dulces azucaradas. Y toda esa azúcar inevitablemente se convierte en grasa y se almacena en mi cuerpo. También sé que mi cuerpo necesita toda la grasa que se encuentra en los productos lácteos para absorber los efectos beneficiosos de nutrientes tales como las vitaminas solubles en grasa y minerales que contiene.

Además, creo que los alimentos lácteos sin su textura cremosa graso-deliciosa, tendrían un gusto horrible. ¡Asco, huácatela! Una cosa importante para recordar mientras empiezas a saber sobre comida es ... la grasa es igual a sabor. Comer productos ricos en grasa beneficia y satisface al cuerpo (y al paladar también), sólo come una cantidad más pequeña.

Sin embargo, volvamos a la infame pirámide alimentaria. Las tres tazas de lácteos diarias recomendadas por el gobierno ciertamente incrementaría mi ingesta calórica y mi peso corporal al mismo tiempo. No creo que esa cantidad de leche y productos lácteos es beneficiosa para mi salud adulta. Los bebés toman leche y yo no soy una bebé (¡waaaaaahhhh!) Como pequeñas cantidades de mantequilla, yogur y queso; pero con certeza, *no* tres tazas al día.

De acuerdo con Walter Willet, Profesor de Nutrición de la Escuela de Salud Pública de la Universidad de Harvard, la pirámide alimentaria del USDA está parcializada con los intereses de las enormes industrias del agro. "Existe un problema inherente con al tener al USDA creando la pirámide. Los intereses económicos son tan fuertes – y los de los sectores de la carne y la leche son los más poderosos – que creo que es imposible para el USDA decirle a la gente que deberían limitar el consumo de carnes rojas o de productos lácteos a uno o dos servicios al día. Es muy difícil para ellos ser objetivos; así que probablemente es, la peor institución para hacer la pirámide"[2].

Sin necesidad de agregar que lo que puedo consumir es la cantidad *parcializada* recomendada de productos lácteos en mi dieta, regresé al planificador de comidas y coloqué la información de unos pocos días más de mis hábitos alimenticios *veraniegos*. Los resultados me devuelven a las 1.600 calorías. Me imaginé que esta era la cantidad correcta de calorías a comer en esa época del año porque tanto mi salud como mi peso son excelentes. Mi peso es ideal para mi altura; no estoy desnutrida (flaca) o "sobrealimentada" (con sobrepeso). Más aún, mis huesos son fuertes, todos mis sistemas internos están funcionando normalmente y mis niveles de energía son buenos.

Cambiando nuevamente, introduje los alimentos que normalmente consumo en los días fríos, nevados e invernales en la ciudad de Nueva York. Aumenté la ingesta de alimentos en todas las categorías y además, añadí algunos vigorosos estofados y más grasa en mi plan de comidas. Generalmente, estoy más hambrienta en el invierno (se me antoja más carne y grasas) y mi cuerpo, literalmente, requiere más combustible para mantenerse caliente y aislado del frío. Las calorías generan calor. Usualmente, aumento entre 5 a 7 libras

2
http://www.intelihealth.com/IH/ihtIH/WSANP000/325/28910/328885.html?d=dmtCo
ntent

(2,27 a 3,17 kilos) durante los fríos meses de invierno, pero *no* es un peso no saludable. Es la manera en que mi cuerpo me protege de elementos externos y me mantiene caliente y saludable. Calor es igual a vida.

La más reciente data de comidas introducida reveló que mi ingesta para el menú de invierno era de 2.153 calorías. Ajusté el planificador para incluir mi máximo peso durante el invierno (alrededor de 132 y 133 libras – 60,32 kilos) y *todavía* así sugirió 2.000 calorías al día. Según el planificador de MiPirámide.gov, estaba ahora *sobre* mi límite calórico y dentro de un área de alerta roja: ¡zona de peligro!.

Pensando que se trataba de una gran falla de las recomendaciones de MiPirámide.gov y de la manera en que muchas personas ven las necesidades dietéticas, cambié todo de nuevo. Esta vez, introduje las comidas que

normalmente consumiría antes y durante mi ciclo menstrual. ¡Oh, qué horror!!... mis disculpas a los machos que están leyendo esto. Físicamente, en mi momento "especial" del mes, se me antoja comer más mantequilla, grasas, carne roja y comida en general. Mi cuerpo necesita más grasa y colesterol para crear las hormonas necesarias para un flujo suave y usa la proteína para reconstruir mi revestimiento uterino después de desprenderse. Mis niveles de hormonas están en un constante estado de cambio durante todo el mes. Se necesita un exceso de estrógeno para construir las paredes del útero, mientras se prepara el cuerpo para un potencial embarazo. Si el óvulo no es fertilizado, el tejido uterino se desprende y comienza el sangrado. La experiencia menstrual en las mujeres es como una cirugía interna una vez al mes. Antes y después de cualquier cirugía, es imperativo darle al cuerpo los alimentos (combustible) necesarios para reconstruir células, recobrar energía y crear sangre.

Creo que una de las muchas razones por las que las mujeres sienten fuertes antojos por chocolate, carbohidratos refinados y azúcar (tanto antes como durante el período) es la forma en que su cuerpo *ruega* por grasa. El chocolate contiene mantequilla de cacao (grasa), azúcar (la cual en exceso se convierte en grasa) y carbohidratos refinados que son otras formas de azúcar y que, si se comen en exceso, se convierten en grasa. Millones de mujeres se atormentan a sí mismas con dietas sin grasa o bajas en grasa, pensando que la misma es mala y que contribuye al aumento de peso. La verdad es que comer muy poca o *nada* de grasa para lograr perder peso puede ser una práctica peligrosa y no saludable. Cuando las reservas de grasa de tu cuerpo llegan a un nivel muy bajo, los efectos adversos no sólo afectan el ciclo menstrual, sino también los huesos[3]. La pérdida del ciclo menstrual, el ciclo menstrual irregular y la osteoporosis son todos síntomas de un nivel inadecuado de grasa en el cuerpo. Cuando siento la necesidad física de más grasa y/o proteína, le doy a mi cuerpo lo que me está pidiendo sin juzgarlo – fin de la historia. Eso incluye una rica hamburguesa con queso hecha con carne de vaca alimentada con pasto en un pan de granos enteros, acompañada de vegetales salteados en mantequilla y algunas papitas fritas. Sí, leíste correctamente. Ocasionalmente, como papas fritas y ¡milagrosamente he sobrevivido para contar la historia! La cocina a altas temperaturas tales como fritas, asadas y horneadas son más propensas a la formación de acrilamidas. Las acrilamidas pueden causar daños en los nervios y cáncer cuando son consumidas en altas dosis. Se encuentran principalmente en alimentos hechos a base de plantas como los productos de papa, productos con granos o café[3,4]. Las papitas fritas contienen estas sustancias potencialmente peligrosas, así que no las como con frecuencia (puede ser que una vez al mes, como mucho). Por favor, ten en mente que no es lo que hacemos una que otra vez lo que daña al cuerpo humano… es lo que hacemos diariamente.

Después de introducir la cantidad de alimentos que consumiría en un día pre-menstrual o menstrual, descubrí que mi ingesta calórica ¡se elevó a 2.581! Por suerte, yo no como así todos los días, sino sólo cuando mi cuerpo realmente lo necesita. Está claro que las necesidades calóricas de mi cuerpo cambian de forma diaria, mensual y con las estaciones. En el invierno, como 400 a 500 calorías más que en el verano. Y, cuando tengo mi período… bueno… ¡puedo comer como un defensor de línea de fútbol americano de 300 libras! (137 kilos). Para los amigos menos deportistas que están leyendo esto, un defensor de línea es un enorme jugador de fútbol (generalmente de 6' 4" – 1,95

---

[3]
http://www.betterhealth.vic.gov.au/bhcv2/bhcArticles.nsf/pages/Menstruat;ion_athleti c_amenorrhoea?OpenDocument

[4]
http://www.fda.gov/Food/FoodSafety/FoodContaminantsAdulteration/ChemicalConta minants/Acrylamide/ucm053569.htm

metros - y 325 libras – 147,50 kilos -) que protege al mariscal de campo, así no será exprimido y aplastado como una crepa. Imagina una crepa de alforfón con mantequilla orgánica y verdadero jarabe de arce, por favor.

Aunque la pirámide actual del USDA es una versión mucho más saludable que su antecesora, es todavía muy rígida y parcializada. Cada *cuerpo* es único y cada persona tiene sus necesidades dietéticas individuales. Usaré a Shaquille O'Neal como un ejemplo extremo. Es una popular estrella del básquet que mide 7' 1" (2,16 metros) y pesa 325 libras (147,50 kilos). Shaq es un GRAN hombre. Introduje su información en la página de Internet de MiPirámide.gov para ver qué pensaría el gobierno de lo que sería una cantidad de calorías saludable para él.

El programa de la computadora me dirigió a una página que me informaba que "mi peso estaba por encima de un rango saludable para mi estatura", y me recomendaba perder peso. Lo siento Shaq... el gobierno piensa que tú estás gordo.

Claro, Shaq es un ejemplo extremo de necesidades dietéticas individuales. Me basaré ahora en un ejemplo no tan extremo de individualidad y, luego, les sugeriré cómo podemos definir nuestras propias necesidades corporales. Mi amiga Donna es 3 pulgadas (7,5 cm.) más alta que yo y pesa un poquito más (5' 7" – 1,74 metros - y 126 libras – 57,15 kilos -). De acuerdo con el planificador de la pirámide del USDA, para su altura y peso y su nivel de actividad, ella debería comer 2.200 calorías por día. Eso significa que ella *debería* ser capaz de comer *más* de lo que yo puedo. Pero, ella no puede. ¡Y eso le molesta muchísimo! Aun cuando yo soy físicamente más pequeña que ella, yo tengo más tono muscular. Ella es más suave y... podría decir que... *blandita* (¡ahora sí que se va a enojar de verdad!). Mi cuerpo quema calorías a una velocidad más rápida y necesito comer cada 3 ó 4 horas; mientras que ella puede pasar cuatro horas o más sin repostar su sistema. Ella consume muchas menos calorías que yo en un día cualquiera. Si ella comiera las 2.200 calorías recomendadas, con seguridad ella sería una mujer del doble de lo que es ahora – ¡y estaría muy, muy brava!

Todos los animales sobre la tierra conocen exactamente qué comer y cuanta cantidad poner en sus cuerpos sin recurrir a un contador externo de calorías. Tampoco existen 'Comelones Anónimos' o programas de rehabilitación alimenticia para leones, tigres y osos.

¡Caramba! Necesitamos escuchar una lección del reino animal y aprender cómo comer.

Los humanos vienen en todas las formas, tallas y niveles de actividad y viven en diferentes climas. Todos estos factores, y muchos más, dictan nuestros requerimientos alimenticios. Elogio al gobierno de Estados Unidos por intentar ayudarnos dándonos una idea de cuánto y qué comer, pero no hacen consideraciones diarias, mensuales o según las estaciones. *Tú* sí que necesitas hacer eso. Algunas de las recomendaciones del gobierno en MiPirámide.gov son buenas: comer granos enteros, una variedad de vegetales, frutas, frijoles, carnes y grasas saludables. Es imperativo que entiendas algunas reglas básicas a la hora de crear una comida completamente balanceada para tu cuerpo único:

- Cada *cuerpo* tiene su propia serie de requerimientos alimenticios
- *No* te apegues a una estricta cantidad de calorías
- Escucha las necesidades de tu cuerpo
- Si vives en un lugar en el que la temperatura cambia según las estaciones, ajusta tu comida así como cambian tus requerimientos alimenticios con el clima
- Come como un defensa de línea profesional cuando sea necesario

Con las guías explicadas arriba en mente, revisa la información nutricional del gobierno para que te ayude a entender cómo crear comidas que *puedan* funcionar para ti, pero recuerda hacer tus propios ajustes individuales. La información de la pirámide es rígida; pero tú no lo eres. Está cambiando constantemente de un día para el otro.

La cantidad de comida que tu cuerpo necesita depende por completo de ti. Me doy cuenta de que esto puede crear una presión tremenda sobre ti, pero necesitas volver a ponerte en contacto con tu cuerpo físico para ser verdaderamente saludable. Con frecuencia, escuchamos a otras personas decirnos cuánta cantidad y qué tipo de comidas debemos comer. Pero, ¿cómo pueden otras personas saber las necesidades específicas de tu cuerpo? Ellos no viven dentro de tu cuerpo, tampoco yo. Tu cuerpo es tuyo y sólo tuyo. Por favor, hazte responsable de él. Al tiempo, descubrirás que las respuestas estaban dentro de ti; sólo necesitabas volver a estar en contacto con esa sabiduría innata.

Descifrar nuestras propias necesidades físicas puede parecer una tarea desalentadora al principio, pero cuanto más lo hagamos, más fácil será. Entender la alimentación y nuestra relación con los alimentos es una de nuestras experiencias más íntimas. Introducimos los alimentos en forma física en nuestro cuerpo y estos nos conforman a nivel celular. Literalmente nos convertimos en ese sándwich de queso a la plancha con papas fritas, que nos comimos en el almuerzo. ¿Cómo lo sientes? ¿Bien? ¿Mal? ¿ Esta es una relación nutritiva o agotadora? ¿Este alimento satisface una necesidad física o emocional? Estas son las preguntas que necesitas hacerte.

Las categorías de alimentos se explican por sí solas: Granos enteros y productos de granos, vegetales con almidón, vegetales sin almidón, frijoles, proteínas de origen animal y productos animales, frutas, grasas, aceites, nueces y semillas. Estos son todos los alimentos sanos que los seres humanos han estado comiendo desde hace siglos; yo voy a trabajar en su elaboración en los capítulos siguientes.

Otra pieza vital de información que hay que aprender es que los alimentos en cada categoría *no son apropiados* para todos, no importa lo saludable que parezcan. No todos los vegetales son buenos para todas las personas, y eso también se aplica a cada una de las otras categorías.

Decir en general, que todos deberíamos comer un alimento específico, creo yo, es irresponsable. Es por eso que es imprescindible volver a lo básico y averiguar lo que tu cuerpo único necesita. A medida que leas este libro, descubrirás muchos tipos de alimentos que puede que quieras probar. Te aconsejo que pruebes de todo. Evalúa cómo te sientes por dentro y presta atención a las reacciones físicas, mentales y emocionales de tu cuerpo. Puede que sea o no la elección de los alimentos adecuados para ti. Empieza preguntándote cómo te hacen sentir ciertos alimentos, no importa lo que leas en los libros, incluyendo éste.

Una manera de descubrir la sabiduría innata de tu cuerpo es llevando un diario de alimentos. Cuando era adolescente, llevaba un diario para reconocer mis pensamientos sobre las experiencias de la vida. Tomar notas de los pensamientos me ayudó a conectarme con mi lado emocional. Es lo mismo con un diario de alimentos. Toma apuntes indicando cómo se siente tu cuerpo físico, mental y emocionalmente después de comer. Este pequeño trabajo detectivesco puede ayudar a descifrar lo que tu cuerpo está diciendo, o en algunos casos, ¡gritando! A continuación presento algunos indicadores de que los alimentos pudieran no estar trabajando correctamente en tu sistema:

• Flatulencia y distensión abdominal

• Somnolencia inusual después de las comidas

• Picazón en los ojos, oídos, nariz o garganta después de comer

• Reflujo de algunos alimentos

• Alimentos sin digerir o parcialmente digeridos en las heces

• Irritabilidad emocional después de comer

• Nervios o incomodidad física después de comer beber

• Palpitaciones del corazón

• Antojos por dulces entre comidas o después de las comidas

• Dolores de cabeza poco después de comer

• Dolores y molestias

• Sensibilidad o sensación de calor en las articulaciones

• Aumento excesivo de peso

Estas reacciones, y muchas otras, pueden indicar una alergia no detectada a los alimentos, debilitamiento del sistema digestivo, desequilibrio de los sistemas de los órganos, u otras disfunciones. Las comidas y bebidas que consumimos pueden funcionarnos o no. En esta época, hemos llegado a ignorar las reacciones del cuerpo y continuamos ingiriendo sustancias que puede que no nos beneficien. Es tiempo de conectarnos nuevamente para entender los mensajes de nuestro cuerpo.

Los seres humanos poseen una tendencia a pensar demasiado en los alimentos de forma científica y son llamados sustancias saludables (fibra, fito-nutrientes, antioxidantes, grasas buenas, vitaminas y minerales). Yo fui culpable de este comportamiento también. Antes de que comenzara realmente a escuchar mi cuerpo, me interesé en todas las jerigonzas "sanas" y descuidé lo que mi cuerpo estaba tratando de decirme. No importa lo que digan sobre los beneficios del aceite de linaza, yo era completamente incapaz de digerir la sustancia. Me despertaba todas las mañanas con los ojos hinchados y con bolsas y exceso de moco y congestión, hasta que restringí mi consumo, o eliminé por completo de mi dieta el aceite de linaza.

Mis clientes son motivados a llevar un diario de alimentos, y en pocas semanas se dan cuenta de que sus cuerpos están hablando con ellos con sutiles y no tan sutiles señales y pistas. Una cliente anciana se quejó de la imposibilidad de dormir durante la noche. Se despertaba dos o tres veces a orinar y estaba agotada de este patrón de sueño interrumpido. El médico le informó que debido a su edad, su vejiga estaba cada vez más débil. Durante su consulta de salud conmigo, ella mencionó que durante el día sufría de frecuentes ataques de ansiedad y palpitaciones del corazón. Para ese momento, ella bebía de 2 a 3 tazas de café al día. Le sugerí que cortara el consumo de cafeína durante dos semanas a ver qué pasaba. En una semana, se dio cuenta de que sentía menos ansiedad y menos necesidad de orinar en la noche. Cuando me habló de nuevo dos semanas más tarde, ya no se despertaba durante la noche, en absoluto. También hizo la conexión en su diario de alimentos de que en los días en que *consumía* café/cafeína, su corazón se aceleraba de forma incómoda. Esto no es ingeniería aeroespacial. Es escuchar al cuerpo y honrarlo a un nivel más profundo.

Otra cliente experimentaba consistentemente dolores de cabeza en el centro de la frente que se extendían a la parte superior de la cabeza cada vez que comía pan de trigo, pasta, o alguna otra cosa que contuviera trigo. Me dijo que estaba comiendo "trigo entero", porque había leído en una revista de salud que era bueno para ella. Le sugerí que dejara de comer productos de trigo entero y cambiara a la pasta de quinua, vegetales con almidón o granos sin gluten. A los pocos días, los dolores de cabeza cesaron. Es posible que ella tuviera una alergia subyacente al trigo, intolerancia al gluten, y/o crecimiento excesivo del hongo de cándida.

Una cliente joven de unos veinte años se sentía inflada y con gases después de desayunar y almorzar y no podía entender el porqué. Su día comenzaba con un desayuno de cereal seco duro cubierto con leche de soja, seguido por yogur de soja y frutas para el almuerzo. Le informé de los riesgos de comer productos de soja no fermentada. Estos peligros son discutidos en el capítulo siguiente y en mi libro anterior, *La pura verdad, guía de recetas y cómo comer*. También hablamos sobre los peligros de comer en el desayuno cereales duros altamente procesados. Hay más información sobre este tema en el capítulo de este libro "De las gachas a la prosperidad". Una vez que fueron retirados de su dieta los productos de soja *no fermentada* y los cereales altamente refinados para desayuno, la hinchazón desapareció. Cada vez que los añadía nuevamente la inflamación regresaba.

Una cliente con sobrepeso estaba consumiendo grandes cantidades de ensalada cruda al día porque pensaba que era bueno para ella y podría ayudarle a perder peso, un error común que cometen muchos que tratan de hacer dieta. Se quejaba de una sensación de *pesadez* en el vientre y en las piernas poco tiempo después de comer. Su diario de comida le ayudó a descubrir que las ensaladas crudas le daban una sensación de incomodidad, mientras que las verduras cocidas no. El simple hecho de cambiar de comer mayormente ensaladas crudas a más vegetales cocidos le ayudó fácilmente a perder el exceso de peso - ¡casi 10 libras (4,5 kilos) en un mes! Todavía come refrescantes ensaladas crudas, pero ciertamente no en la cantidad que solía hacerlo.

En cuanto a mí, me gusta mucho el sabor de los pimientos rojos crudos, pero tengo la tendencia a repetirlos, a veces durante horas. Aceptando esta información sobre la forma en que mi cuerpo funciona, todavía disfruto los pimientos en pequeñas cantidades, pero no los comería si tengo que dar un discurso. De lo contrario, seguramente eructaría durante todo el seminario.

Una nota más sobre este proceso de entendimiento de nuestro cuerpo. Recientemente asistí a un seminario para chef de tres días en la ciudad de Nueva York. Fue un festival de comida de setenta y dos horas, con muestras de diferentes quesos y carnes naturalmente curadas, provenientes de todo el mundo; mantequilla con grasa extra, paté, peces silvestres de pesca controlada y muchas otras grasas y proteínas de origen animal pasaron a través de mis labios. Me vi en dificultades para encontrar un vegetal o una trozo de fruta en los puestos de exhibición. Al segundo día del seminario, me di cuenta de una sensación un poco incómoda en la parte derecha de mi cuerpo, dentro de mi cadera y por debajo de la caja toráxica. Intuitivamente, pensé que mi apéndice y/o la vesícula biliar estaban trabajando más duro que de la manera que lo venían haciendo. Al tercer día, el dolor en el lado derecho de mi cuerpo era fuerte y agudo. Yo sabía que tenía que dejar la comedera de grasa en exceso (literalmente) y darle a mi sistema un poco de fruta y vegetales frescos ¡o de lo contrario mi apéndice o mi vesícula biliar estallarían!

Escuché las señales de mi cuerpo y comencé el tercer día con un desayuno ligero de simples copos de avena con nueces, pasas, canela y una cucharada de yogur, una ciruela dulce madura como merienda a media mañana, una ensalada de verduras variadas y una pequeña cantidad de pescado (dos o tres onzas/56 a 85 gramos) para el almuerzo; y un gazpacho sencillo con pan de grano entero para la cena. ¡El dolor desapareció! Por supuesto, el dolor hubiera desaparecido tan pronto hubiera ayunado todo el día en lugar de comer, pero cuando yo no como ¡me pongo de *mal humor*!

Estos son unos cuantos ejemplos. Como he mencionado, cada *cuerpo* es único y lo que funciona para una persona puede que no funcione para otra. Depende de ti darte cuenta de eso. Comprender el funcionamiento interno de tu cuerpo tomará tiempo, por lo que tendrás que ser paciente y cariñoso como para llegar a conocerte a ti mismo en un nivel más profundo y más íntimo. Al principio es útil tener un sistema de apoyo sólido o un profesional de salud con el cual trabajar para ayudarte a descubrir lo que tu cuerpo dice. Te recomiendo trabajar con una consultora de salud holística (como yo), un profesional de la medicina china tradicional o clásica, una sanadora intuitiva, un naturópata, un consultor de alimentos, o cualquiera en quien puedas confiar y trabajar de manera regular.

En cuanto a la *cantidad* de alimentos que debes comer, siempre sugiero comenzar con *menos* de lo que tus ojos te dicen que quieres. Cuando era más joven y no tenía el sentido de la comida que tengo ahora, me acuerdo de mi madre mirando a un plato con comida que había apilado de diez pies (3 metros) de alto y diciendo: "Ann, tus ojos son más grandes que tu estómago". Más tarde, me encontraría extendida en el sofá con la parte superior de mi pantalón desabrochado, frotando mi vientre cuidadosamente con la mano, semi-inconsciente sufriendo de una sobredosis alimenticia. Una buena regla general es comer menos de lo que crees que quieres, siempre puedes volver por más. Escuchar al cuerpo físico es la forma más fundamental de descifrar cuánto comer y si un determinado alimento es adecuado para tu sistema.

No puedo terminar este capítulo sin mencionar también el aspecto emocional de comer. Es imperativo escuchar a nuestro 'yo emocional' para ayudar a descubrir nuestras necesidades. Muchas veces, comer tarde en la noche, comer en exceso, o comer cuando no tienes hambre puede indicar problemas emocionales no resueltos como la soledad, el estrés, el miedo, el aburrimiento, la ansiedad, la ira y otros.

Al principio cuando estaba construyendo mi negocio, trabajaba *todo* el tiempo. A menudo me encontraba sola en casa durante la noche trabajando hasta tarde, me sentía forzada a salir corriendo a la tienda de alimentos de salud más cercana y comprar una gran bolsa de almendras cubiertas de chocolate u otros dulces. No sentía un deseo físico por esos alimentos. Para mí, simplemente era que estaba buscando reconfortarme. Yo deseaba dulces cuando me sentía sola y/o con exceso de trabajo. Hoy en día, cuando me siento sola, me acerco a los miembros de la familia o llamo a un amigo. Esta conexión me llena de una manera que las almendras cubiertas de chocolate nunca podrían. Me llena con los combustibles del amor y la compañía que es lo que realmente estaba deseando. No me malinterpreten, todavía como dulces de vez en cuando, pero no para apagar o minimizar mis emociones. Comer de manera emocional no es saludable y contribuye a muchas enfermedades. Hoy en día, me permito sentir lo que siento, y luego encontrar una forma saludable de liberar o resolver esas emociones.

Mantener un diario de alimentos nos ayuda a descubrir y desarmar los detonantes que te mantienen en un estira y encoge. ¿Estás enojado con tu jefe o tu cónyuge? ¿Tienes miedo? ¿Te sientes solo? ¿Deprimido? ¿Ansioso? ¿Aburrido? ¿Hay viejos sentimientos no resueltos que se aproximan? Todos tenemos emociones, pero muchos de nosotros no podemos ser conscientes de nuestra reacción ante ellas. La tendencia a empujar a un lado las emociones, no sentirlas, o tragarlas es muy común. Pregúntale a cualquier persona que sufre de una úlcera con qué frecuencia se tragan sus emociones.

Anota cualquier emoción que te aflore, después siéntela, libérala, y déjala ir. Es posible que uses miles de páginas en el diario antes de encontrar las respuestas que pueden ayudarte a resolver algunos de estos problemas de fondo. No te preocupes ... tienes toda tu vida para ver cómo sacas todo para afuera. Las respuestas pueden venir en una semana, un año o tardarse toda una vida. Es imperativo que seas paciente y cariñoso con tus dos cuerpos físico y emocional a medida que te mueves hacia la comprensión de ti mismo más íntimamente. Ámate y acéptate a medida que avanzas en el proceso de averiguar la mejor manera de invertir en tus necesidades físicas y emocionales. ¡Puedes hacerlo! Yo creo en ti y en tu proceso de curación.

Como puedes ver en toda la información de este capítulo, la creación de una comida completamente balanceada puede incluir muchos aspectos de la alimentación (física, mental, espiritual y emocional), y no sólo lo que apilamos en nuestro plato. Los seres humanos son mucho más complejos que un contador de calorías y grasas computarizado.

Creo que uno de los mejores lugares para comenzar a conocer nuestras necesidades es mediante la realización de simples actos de cuidado personal y comida casera. Cuanto más activamente participemos en los fundamentos básicos de cocinar y cuidarnos a nosotros mismos, obtendremos un conocimiento más profundo de los alimentos y cómo estos nos afectan. El siguiente capítulo muestra cómo, por qué y dónde comprar los alimentos de mejor calidad para que puedas empezar el proceso de invertir en tu salud .... ¡una comida a la vez!

Capítulo 3

¡COLOCA TU DINERO DONDE TIENES TU BOCA!

Es el momento de que abastezcas tu cocina (y tu cuerpo) con la mejor comida que el dinero pueda comprar. Muchos consumidores conscientes de su salud leen las etiquetas para guiarse a la hora de comprar. Desafortunadamente, las etiquetas de los envoltorios y muchos de los ingredientes enumerados pueden ser falsos y engañosos. ¡Ugh! ¿Dónde están los perros guardianes del USDA cuando los necesitamos? Es el momento de saber lo que las etiquetas significan *realmente*, así podremos comenzar a invertir nuestro dinero en los alimentos de mejor calidad.

ORGÁNICO

De acuerdo al USDA, "100% orgánico" significa que ese producto está libre de fertilizantes sintéticos, pesticidas, organismos genéticamente modificados, irradiación, antibióticos y hormonas. Esto es importante – ¡especialmente si quieres alimentos que no contengan químicos sintéticos y otra basura carcinógena! Comprar alimentos orgánicos es una opción inteligente. Pero... hay una pequeña trampa en el proceso de etiquetado como "orgánico" del gobierno y esto afecta a los pequeños agricultores locales y en consecuencia a ti, el consumidor.

"Los productores que mercadean menos de un valor de $5.000 en productos orgánicos no requieren ser certificados, pero aún así deben adherirse a los estándares federales de producción orgánica, etiquetado de productos y manejo, lo que incluye mantener registros apropiados y (ellos) no pueden utilizar el sello del USDA"[5].

Eso, básicamente, significa que los pequeños productores locales, aunque es posible que estén cultivando productos *orgánicos*, no pueden utilizar la etiqueta de "Certificación orgánica del USDA". ¿Por qué será que cada vez que el gobierno se involucra lo pequeños son pisados?

Comencemos una revolución alimenticia y compremos la mayoría, si no la totalidad, de nuestros productos de los pequeños

---

[5] http://asap.sustainability.uiuc.edu/org-ag/org-cert/

productores locales. Para unirte a esta cruzada culinaria, todo lo que necesitas es comprar alimentos en tu mercado de productores locales. Eso es todo. No hay necesidad de atormentar las calles protestando a gritos con megáfonos o volcando el té en el puerto. Cómprale a los chicos (y chicas) que necesitan nuestro apoyo financiero para seguir produciendo alimentos de alta calidad
sin tener que pagar ENORMES aranceles por una etiqueta que no pueden costearse. Recuerda *preguntarle* al productor cómo el producto o el ganado ha sido criado – porque aunque puede que *no* lleve la etiqueta como tal, es posible que aún así sea orgánico y/o cultivado o criado de forma natural.

Existe un movimiento de base a través de Estados Unidos que apoya a los agricultores locales que no pueden obtener la certificación del USDA, pero que aseguran que sus productos han sido cultivados con los más altos principios e ideales. Esta organización sostiene estándares para la producción orgánica que van por encima y más allá de aquellos manejados por el USDA. Pon atención a la etiqueta de Certificación de Crecimiento Natural (Certified Naturally Grown – CNG por sus siglas en inglés) o revisa su página web para más información[6].

NATURAL

La etiqueta de "natural" ha sido terriblemente abusada y puede ser utilizada en, prácticamente, cualquier producto para mercadear *cualquier cosa*. Los productos "naturales" pueden contener químicos, pesticidas, hormonas sintéticas, organismos genéticamente modificados... lo que sea. En esencia, los productos "naturales" puede que no sean para nada naturales.

AVES CAMPERAS

Los huevos y aves pueden llevar una etiqueta de "criados al aire libre" ("free range" o "free roaming" en inglés) si los animales tienen acceso a terrenos al aire libre. Esto *no* significa que, de hecho, vivan al aire libre. "Tener acceso al aire libre" puede ser que tienen una pequeña ventana o una entrada del tamaño de la puertecita de Alicia en el país de las maravillas; pero que estos animales nunca han experimentado

---

[6] http://www.naturallygrown.org/

una vida llena de aventuras en un corral. ¿Puedes imaginar lo que se sentiría vivir en un espacio cerrado sin acceso al mundo exterior durante toda tu vida? No hay duda de que tus huesos serían muy frágiles debido a la ausencia de vitamina D, luz solar, ejercicio y tu sistema inmune sería terriblemente débil. Lo mismo pasa con los animales a los que no se les permite estar en espacios abiertos y vagar libremente. Es importante que estés seguro de que las aves que consumes *realmente* hayan sido criadas al aire libre. La mejor y más segura vía de saber esta información es, ciertamente, visitando una granja local y ver la manera en que el granjero está criando los animales. Si visitar una granja local no es una opción, tendrás entonces que dejarte llevar y confiar en que la integridad del producto es verdadera.

CRIADOS CON PASTOREO

"Pastoreo" es el término utilizado para los animales que han crecido en espacios abiertos donde son libres de pacer y comer semillas, pasto, insectos, lombrices y todas las otras cosas deliciosas que están creadas para que ellos las puedan comer. Estos animales tienen acceso al aire libre, luz del sol, ejercicios y muchos otros aspectos de la naturaleza. Los animales criados de esta forma tienen una mejor calida de vida y, en consecuencia, pueden proveernos de carne y productos lácteos más saludables y sabrosos.

ALIMENTADOS CON PASTO

Entiendo que esto puede parecerte un concepto raro, pero "alimentados con pasto" literalmente significa que el animal ha sido alimentado con grama y pasto, lo cual es la dieta ideal para ellos. Las vacas y otros rumiantes están diseñados físicamente para digerir pasto – la ingesta de cualquier otra cosa (por ejemplo maíz o soja) los pone enfermos. Esta es una de las muchas razones por las que nuestro ganado es alimentado con una continua dieta de antibióticos – para mantenerlos vivos. "Alimentados con pasto" está en el tope de mi lista cuando quiero comprar carne. Sin embargo, la etiqueta de "alimentados con pasto" no significa que el animal fue alimentado sólo con hierba durante toda su vida. Algunas vacas alimentadas de esta manera son "finalizadas con granos". Esto significa que fueron alimentadas con granos para engordarlas antes de sacrificarlas. Algunas personas prefieren estos animales porque son más gordos. Yo prefiero los otros.

Tienen menos grasa y tienden a ser saludables en general. Mientras más sano sea el animal, más sano te harás tú cuando lo comas.

Hay tantas etiquetas en los alimentos presentes en el mercado – saludable, de herencia, de justa comercialización, fresco, de buena fuente, libre de grasa, libre de contenido calórico, sin modificación genética -- ¡todo esto puede volverte loco! Sé cauteloso con las etiquetas de los alimentos y lee los ingredientes cuidadosamente. La mejor manera de saber lo que hay en tu comida es cultivándolo o criándolo tú mismo (no soy tan idealista… ¡todavía!) o conociendo a tus productores locales y preguntándoles cómo lo están haciendo.

Los alimentos orgánicos, locales, de temporada y criados al aire libre son algunos de los mejores productos que el dinero puede comprar. Estos son los alimentos que han sostenido la salud humana por siglos, mucho antes de que los químicos, pesticidas, aditivos, preservativos, mercadeo y lujosos envoltorios entraran en el mercado y echaran todo a perder. Algunos de estos alimentos de mejor calidad pueden costar un poco más, pero te mostraré cómo compensar ese costo en los capítulos siguientes, ¡así podrás tener más comida por tu dinero! Siempre recuerda que comprar alimentos de mejor calidad es una inversión en tu salud, y tú te lo mereces. Si podemos gastar grandes cantidades de dinero en ropa cara para embellecer externamente nuestros cuerpos, podemos gastar un poco de dinero extra comprando alimentos que nos embellezcan por dentro también. No sólo eso, sino que no lo pensamos dos veces para tener tres televisores, dos carros, computadoras, iPods y otros aparatos caros; pero cuando se trata de nuestra comida, hesitamos para gastar ese dinero. Creo que debemos re-evaluar dónde gastamos nuestro dinero, así podrá beneficiarnos en su mayor parte.

La más reciente tendencia en cuanto alimentos en el mercado de hoy, "localvore", nos advierte de comprar y comer todo aquello que haya crecido en nuestros alrededores. Este es un concepto fantástico, pero ciertamente no es nada novedoso. La tecnología moderna ha cambiado nuestra tradicional manera de comer, y hoy día, cualquier tipo de alimento está disponible en cualquier momento del año, sin importar la estación o el entorno en que haya crecido o se haya cultivado. Esto puede sonar como un asombroso salto para la humanidad, pero no lo es. Nuestra manera moderna de comer *lo que sea proveniente de donde sea*, no sólo destruye el ambiente al quemar grandes cantidades de combustible fósil para transportar alimentos en barco a cualquier lugar por lejos que sea; al tiempo que debilita nuestro sistema digestivo, contribuye al crecimiento excesivo de cándida y una pobre absorción de calcio. De acuerdo con el Dr. John Matsen, ND (Médico naturista por su siglas en inglés), mientras más sol reciban las plantas, más potasio y azúcar producen. Los niveles altos de potasio y azúcar advierten a tus riñones que estás bajo el sol caliente y que tu piel debe estar produciendo vitamina D. En consecuencia, si comes alimentos provenientes de climas soleados durante los meses de invierno, tus riñones no activan las reservas de vitamina D, inhibiendo la absorción de calcio[7].

Otra perspectiva de la medicina tradicional china revela que las ensaladas, vegetales y frutas *enfrían* el cuerpo. Durante los meses calientes del verano, este efecto de enfriamiento puede ser beneficioso para la mayoría de las personas; pero durante la temporada fría de invierno, crea humedad en el bazo, gas, hinchazón, manos y pies fríos y, eventualmente, puede provocar otros enfermedades serias.

Consumiendo productos locales y en temporada alinea nuestro entorno interno (el cuerpo y sus órganos) con el ambiente externo (la vista que tenemos al otro lado de nuestra ventana) creando un cuerpo que es físicamente más fuerte y preparado para los elementos.

Por ejemplo, en un vaporoso y caliente día de verano, yo probablemente escogería comer crujientes ensaladas verdes, jugos de frutas jugosas, pescado fresco y otros alimentos refrescantes que están disponibles de manera abundante en esa época del año. Los mismos enfriarán mi cuerpo; así que podré manejar el calor de mejor manera. Por otra parte, si miro a través de la ventana y veo una gruesa capa de fría nieve cubriendo la tierra y las personas están caminando por las calles envueltos en chaquetas de invierno, mi sabiduría innata me dice que los alimentos *enfriadores* del verano harán trabajar el doble a mi cuerpo para calentarse. La comida más apropiada para un día frío y nevoso podría ser un pesado estofado hecho de caldo de hueso, carne de res alimentada con pasto, frijoles y tubérculos y un trozo de tibio pan de harina fermentada untado de verdadera mantequilla natural.

Cuando inviertes tu dinero en alimentos cultivados localmente, puede ayudarte a fortalecer tu sistema inmune y reducir o eliminar alergias por completo. Por ejemplo, comiendo miel de abejas que viven en o cerca de tu ambiente puede ser más beneficioso que ponerse

---

[7] Eating Alive II, Dr. John Matsen N.D., Goodwin Books, Ltd, 2004, pp. 23-27

32

vacunas contra la gripe o tomar medicamentos. Las abejas viajan de flores a plantas, a árboles y regresan a su colmena cargando una variedad de polvo de polen en sus vellosos cuerpecitos. Comer miel con esta cantidad de diferentes polvos de polen puede construir nuestro sistema inmune de manera natural. Después de todo, una vacuna antialérgica es una inyección de una sustancia a la que somos alérgicos. Si estás enfermo y cansado de pasar la primavera, el verano y el otoño estornudando y rascándote los ojos enrojecidos, comer alimentos cultivados localmente pude ayudarte a encontrar alivio. Esto incluye comer todo tipo de alimentos locales: vegetales y frutas, aves, huevos, carne de res y mantequilla proveniente de animales alimentados con pasto o criados al aire libre.

Es fácil descubrir qué se cultiva en tu localidad revisando los mercados de pequeños productores. Un granjero tradicional no puede cultivar nada que sea incompatible con su medio ambiente. Consigue alimentos sostenibles, agricultura apoyada por la comunidad, carniceros, panaderos, restaurantes, chefs y productores locales cerca de ti consultando las páginas de Internet www.eatwellguide.org, www.localharvest.org o www.sustainabletable.org y coloca tu código postal. Es así de fácil. También hay una página d "recursos" al final de este libro y un blog de videos en mi página de Internet que muestra dónde puedes encontrar alimentos de excelente calidad. Consulta www.AndreaBeaman.com y mira los videos para que encuentres excelente comida por todo el país.

Si *no* tienes el deseo o tiempo de 'cazar' tu comida en pequeños mercados, puedes adquirir productos de buena calidad en cualquier supermercado Whole Foods, Trader Joe's, Wild By Nature, mercados gourmet o tu tienda local de comestibles. El siguiente capítulo puede ayudarte a navegar a través de las islas de los supermercados para encontrar tus suministros.

Capítulo 4

ESTE CERDITO SE FUE AL MERCADO

Algunas personas se estremecen ante la idea de aventurarse a entrar a un mercado de productos saludables - ¡les asusta los demonios que están fuera de ellos! Creen que la comida sabe mal o es muy complicada de cocinar o que de alguna manera van a ser inducidos en una especie de culto de hippies 'comedores de brotes de alfalfa' o 'bebedores de hierbas'... "Paz, amigo. Paz. Y pasa las hierbas por favor".

Gracias a la creciente demanda por alimentos de mejor calidad, muchos supermercados importantes tienen productos locales cultivados orgánicamente y animales criados al aire libre. Mejores opciones de alimentos están disponibles porque la gente se está poniendo al día (¡como aquellos hippies felices!) y han entendido que nuestra comida afecta directamente nuestra salud. "Eres lo que comes". Si comemos mejores alimentos de forma consistente, nos aseguramos una vida más productiva y saludable.

LA LISTA

Para muchos amigos, comprar comida puede ser abrumador, así que es imperativo llegar preparado al supermercado. Lleva una lista escrita de los productos que necesitas y, más importante aún, sólo ve al supermercado con el estómago lleno. Comprar con un estómago vacío podría ser catastrófico para la salud. Los supermercados son enormes galpones repletos con montañas de comida. Nuestro instinto de supervivencia se acelera cuando estamos hambrientos y caemos de bruces sobre toda esa comida, ¡gloriosa comida! Tenemos una tendencia de agarrar cualquier cosa del anaquel, no importa lo que sea, incluso sin desearla realmente. Estoy segura de que esto te ha pasado una que otra vez – llegas a casa del supermercado con productos que ni siquiera tenías la intención de comprar, y te preguntas "¿Cómo llegaron aquí estas galletas bajas en grasa, hojuelas de papas horneadas y helados de yogur libres de grasa?" Sería muy bueno pensar que de alguna manera esos productos saltaron fuera de los estantes o que de manera enérgica se salieron de las neveras y corrieron hasta tu carrito.

34

Podríamos llamar ese capítulo "¡Cuando la comida chatarra ataca!". Siempre desearemos alimentos que no benefician nuestra salud si nuestros cuerpos están muriéndose de hambre.

Comprar con un estómago satisfecho y lleno y siguiendo una lista escrita nos mantiene enfocados en lo que absolutamente *necesitamos*. Estarás mejor equipado para entrar y salir del mercado con el mínimo o ningún daño a tus caderas, cintura, nalgas y cuenta de banco. Para guiarte hacia la sabia escogencia de comidas, he incluido una sencilla lista de compras al final de este capítulo.

COMPRA VEGETALES

En el mercado, mi primera parada siempre es en la sección de vegetales, sin importar la estación en la que me encuentre. Hay muchos vegetales que están engrapados en mi cocina porque están disponibles durante todo el año. Siempre recuerda que lo que va a tu canasta de compras, eventualmente será parte de tu cuerpo, así que llénala de forma juiciosa. Toma un puñado de vegetales de hojas verdes como col rizada, hojas de berza, rúcula o bok choy. Mientras estás ahí, toma algunos vegetales crucíferos contra el cáncer (también conocidos como vegetales de la familia brassicaceae) como el brócoli y el coliflor. Luego, agrega zanahorias, repollo, perejil y calabazas también. Y por último, pero ciertamente no menos, coge un poco de los miembros de la familia alliaceae: cebollas, ajo, cebolletas, ajos chalotes, puerros y cebollinos. Estas son las plantas bulbosas perennes que producen compuestos químicos que les da el olor[8] característico de las cebollas o ajos y han sido utilizadas tradicionalmente para promover aumento de la temperatura, resolver enfermedades de la sangre y reducir la coagulación. Son ricas en sulfuro y tienen un efecto anti-hongos y anti-microbios en el cuerpo que ayuda a eliminar bacterias indeseables[9]. Y ningún cuerpo desea tener bacterias indeseables. ¡Asco!

Los vegetales contienen clorofila, calcio, hierro, ácido fólico, fibra, antioxidantes y otros muchos nutrientes. Pero, no quiero que te enfoques en los *micro-nutrientes* presentes en estos alimentos. Quiero que te enfoques en el *todo* del alimento. Cuando nos enfocamos y extraemos específicos nutrientes beneficiosos dentro de los alimentos en lugar de comer el alimento como tal en su integridad total, pierde de

---

[8] http://en.wikipedia.org/wiki/Allium
[9] Healing With Whole Foods, Paul Pitchford, North Atlantic books 1993, p505

muchas maneras, su valor para la salud. "… tan pronto como remueves estas útiles moléculas del contexto de los alimentos enteros en que son encontradas, como lo hemos hecho al crear los suplementos de antioxidantes, los mismos no trabajan del todo. En efecto, en el caso del beta-caroteno ingerido como suplemento, los científicos han descubierto que incrementa el riesgo de ciertos tipos de cáncer"[10].

Estudios científicos han revelado información impactante sobre los suplementos de vitaminas y minerales. De acuerdo al órgano informativo de la Asociación Médica Americana, las vitaminas antioxidantes incrementan el riesgo de muerte de una persona ¡en un 16%! La Universidad de Washington encontró que la vitamina E eleva el riesgo de cáncer pulmonar e investigadores del Instituto Nacional de Cáncer revelaron que los hombres que toman más de un suplemento multi-vitamínico diario tenían altas tasas de cáncer de próstata[11]. ¡Caramba! Son estadísticas aterradoras.

Los animales en la selva no necesitan suplementos para desarrollarse bien, al igual que los humanos. Los alimentos completos contienen todos los elementos que necesitamos en perfecto balance: fibra, agua, proteína, grasa, vitaminas, minerales, carbohidratos y antioxidantes. Somos parte de la naturaleza; nuestros cuerpos utilizarán lo que necesitan de nuestra comida y descartarán, de manera natural, lo que no. Sobredosis de suplementos aislados se acumulan en el cuerpo y causan estragos en nuestro sistema finamente sintonizado. En un período corto de tiempo, los suplementos pueden ser buenos; pero a largo plazo, pueden causar serios daños.

Ten en mente que hay mejores y deliciosas maneras de obtener las vitaminas y minerales que tu cuerpo necesita sin los efectos secundarios tóxicos. Crea el hábito de comprar alimentos "enteros" con todos sus nutrientes intactos. No podemos crear mejor salud a largo plazo y bienestar comiendo nutrientes aislados.

Después de llenar tu canasta con un montón de preciosos vegetales, aventúrate dentro de la sección de frutas. Las frutas pueden

---

10

www.nytimes.com/2007/01/28/magazine/28nutritionism.t.html?pagewanted=4&_r=2 – Michael Pollan

[11] http://www.rd.com/living-healthy/are-vitamins-really-that-good-for-you-/article46647.html

ayudar a satisfacer los deseos por dulce. Toma un poco de crujientes manzanas, suculentas peras, jugosas ciruelas, duraznos o una caja de arándanos frescos. Como mencioné en el capítulo anterior, escoge frutas y vegetales que hayan sido cultivados localmente y de temporada porque serán los mejores alimentos para tu cuerpo y tendrán un mejor sabor. El concepto de comer alimentos locales y respetando la estación es utilizado en muchos buenos restaurantes alrededor del mundo. Chefs inteligentes entienden que cuando los alimentos son de temporada siempre saben más frescos, más maduros y mejor. Las personas pagan grandes cantidades de dólares para sentarse en algunos de los mejores restaurantes porque saben que tendrán una magnífica comida. La comida que compramos es una deliciosa inversión y nuestra recompensa a nuestra inversión puede sentirse y puede verse en la salud de nuestros cuerpos.

BONDADES SALUDABLES

Parece que hay mucha confusión alrededor de los granos enteros y los carbohidratos buenos y malos. Pienso que el pandemonio ocurrió en algún lugar del camino del consumo humano de alimentos cuando alguien de manera errónea catalogó *todos* los carbohidratos como malos. ¿Quién sabe cómo pasó? Sólo puedo suponer que es posible que una inocente víctima estaba devorando una enorme rosca de pan demasiado rápido y un bocado quedó atrapado en su garganta. Cayó muerto en el acto con la rosca de pan guindando de forma sospechosa de su boca. Un espectador, testigo de esta tragedia, gritó: "¡Miren! Los carbohidratos matan". Y así esta carbo-fobia comenzó y *todos* los carbohidratos fueron señalados de malos.

Una vez que nos educamos sobre los efectos de los carbohidratos "buenos y malos" en el cuerpo humano, miedos irracionales disminuirán ¡y los hacedores de pan alrededor del mundo podrán calentar de nuevo sus hornos y volver a sus trabajos! Algunos de los carbohidratos "buenos" para guardar en tu casa son los granos enteros y los productos de granos enteros. Los granos enteros han sido parte de la dieta humana por miles de años y recetas de cocina con ellos han estado pasando de generación en generación. Incluso en la Biblia se hace referencia a los granos enteros y la producción de pan. "Ten además algo de trigo, y de cebada, y frijoles, y lentejas, y mijo, y espelta y colócalos en una vasija y haz pan de ellos; de acuerdo con el número de días que estará a tu lado, incluso hasta trescientos noventa días podrás comer de ellos[12]. Sí, es correcto… la Biblia es, de hecho, un gran y antiguo libro de cocina. Desempólvalo, di una oración y comienza a cocinar. ¡Amén hermana!

Los granos enteros son alimentos sanos que no han sido refinados del todo. Están en su estado "completo" como lo indica su nombre y al no haber sido descompuestos, mantienen su integridad. Contienen la mayoría de sus vitaminas, minerales, afrecho, fibra, proteína, carbohidratos y otros elementos esenciales que los hace mejores a la mayoría de los productos de granos refinados como la harina blanca, la pasta blanca, el arroz blanco ¡y la infame rosca de pan asesina!

Una buena regla es: mientras más blanco sea el grano, más anémico será. Está claro que es una idea sabia ir por lo *marrón* cuando escojamos carbohidratos. Esto no significa que la torta de chocolate, aunque es un poco marrón, deba ser considerada como una buena opción de carbohidrato.

Un ejemplo simple de granos enteros y refinados es el arroz moreno versus el arroz blanco. Los dos son, de hecho, el mismo granos; sólo que el arroz blanco ha sido despojado de sus capas externas (afrecho, fibra, nutrientes y vitaminas) dejando atrás un carbohidrato refinado con un alto índice glucémico. Los alimentos con un alto índice glucémico se convierten rápidamente en azúcar en el cuerpo y cuando son consumidos en exceso, crea oscilaciones en los niveles de azúcar en la sangre y deficiencias nutricionales. Probablemente podrías comer cinco platos de arroz blanco y estar bastante lleno; pero es posible que las necesidades nutricionales del cuerpo no hayan sido satisfechas, así que aún estarás hambriento por nutrientes.

Sé lo que estás pensando… y sí, puedes seguir comiendo arroz blanco, harinas blancas y asesinas roscas de pan blanco; sólo ten en mente que el mejor potencial de salud puede ser logrado si consumes granos enteros y productos de granos enteros *más* frecuentemente y granos altamente refinados (y torta de chocolate) con *menos* frecuencia. Aprender a ser saludables nunca debería ser con privaciones. "Preservar la salud a través de planes muy estrictos es una tediosa enfermedad", François Duc de la Rochefoucauld.

En el mercado, toma una bolsa de arroz moreno, cebada, arroz salvaje, quinua, polenta, kasha, mijo o avena entera, en hojuelas o

---

[12] Holy Bible, Ezekiel, 4.9

quebrada. Mientras que las bolsas estén selladas herméticamente, pueden mantenerse guardadas en los gabinetes.

Cuando comencé a comprar granos enteros por primera vez, descubría ocasionalmente pequeñas polillas en mi despensa y me preguntaba, "¿De dónde diablos vienen estas peludas criaturitas voladoras?" Era como si tuviese un suéter de lana colgando entre los enlatados y la salsa de tomate. Descubrí que los insectos venían de las bolsas abiertas de granos. ¡Horror! De inmediato se me quitaron las ganas de comer estos alimentos saludables. Cuando pasó mi asombro, me di cuenta de que los insectos estaban ahí porque los granos no tenían ni preservativos ni químicos. Era una comida nutritiva y hasta los insectos lo sabían. Y para todos aquellos de ustedes que se sienten totalmente asqueados por el "factor insecto", tengan en mente que el gobierno del Estados Unidos (FDA – Food and Drugs Administration por sus siglas en inglés) permite una cierta cantidad de heces animales, insectos, pelo de roedores y otro tipo de elementos desagradables en la comida pre-empacada. Al menos, si compras granos enteros y otros alimentos completos, tienes la opción de agarrar estas cositas y sacarlas de tu comida. Cuando compras alimentos empacados y listos, no tienes esa opción porque los "desagradables insectos en los ingredientes" ya están incorporados dentro de la comida. ¡Asco!

La manera de eliminar cualquier problema potencial de insectos es asegurándote que los granos están sellados herméticamente en frascos de vidrio o están guardados en el refrigerador.

Otros productos de granos para comprar son las pastas y fideos. Existe una amplia variedad: fideos de udon, soba, somen y arroz o pastas de quinua, maíz, espelta, trigo kamut, arroz, trigo entero y sémola. Aunque las pastas son granos refinados, han estado nutriendo personas saludables por siglos (los más notables son los asiáticos y los italianos) Y la pasta es un gran producto para tener a mano por ser rápida y fácil de preparar.

Los cereales de desayuno de granos enteros son otra excelente opción. Han sido parcialmente refinados y descompuestos y, por lo general, también son rápidos de cocinar. Algunos ejemplos incluyen las hojuelas gruesas de avena, gachas de granos múltiples, crema de trigo, crema de alforfón (uno de mis favoritos), crema de centeno y muchos más. La "crema de" que se lee en el paquete no significa que tiene crema. Estos cereales se vuelven cremosos simplemente cuando los cocinas en agua; pero también puedes usar leche entera o crema, leche de almendras, leche de avena u otro tipo de leche. Asegúrate que el empaque dice grano entero o grano partido y nada más.

Panes, rollos y tortillas hechas de granos también son buenas opciones de carbohidratos y son bastante saludables, nutritivos y deliciosos. Una de las razones por las que la mayoría de los panes han sido dejado de lado con mala fama es porque muchos de ellos son altamente refinados, nutricionalmente deficientes, son hechos con harina blanca y no son buenos para la salud. Incluso algunos de los mercadeados como "panes de granos enteros", son de hecho productos de harina blanca altamente refinados con vitaminas, minerales y color añadido para hacerlos lucir más saludables de lo que realmente son ¡Las apariencias engañan! Si la lista de ingredientes es algo larga y no puedes pronunciar las palabras, probablemente no sea una sabia opción. La lista de ingredientes debería ser simple con palabras que hasta un niño de segundo grado pueda pronunciar. Si es impronunciable, probablemente sea indigerible. Un pan de mejor calidad debe tener una lista de ingredientes que diga trigo entero, granos enteros, agua, levadura y sal marina. Teniendo panes nutritivos en tu casa, serás capaz de hacer rápidos almuerzos y emparedados y meriendas sencillos cuando no tengas tiempo para cocinar.

FRIJOLES GENEROSOS

Los frijoles secos con frecuencia los puedes encontrar en la misma fila de los granos enteros, así que no tendrás que ir muy lejos para tomar tu próximo producto. Los frijoles son una gran fuente de fibra, potasio, calcio, hierro, vitaminas B y otros nutrientes que promueven la salud. Si te sientes inspirado y tienes tiempo para cocinar, compra frijoles secos como: frijoles negros (tortuga), frijoles carita, garbanzos, frijoles blancos, rojos, lentejas (rojas, verdes, negras o marrones) frijoles lima, frijoles manchados, pintos y muchos otros. Guarda los frijoles secos en recipientes de vidrio o envases herméticos para extender su vida en la despensa hasta por un año.

¡ENLÁTALO!

No soy una gran seguidora de los alimentos enlatados. Definitivamente, prefiero ingredientes frescos, de producción local y de temporada. Pero, a veces tengo días en los que estoy muy cansada o muy ocupada para cocinar. En esos días, los alimentos enlatados están a la mano. Una de las principales advertencias de comer alimentos enlatados es su altos niveles del tóxico Bisfenol A (BPA por sus siglas en inglés) que ha sido relacionado con cáncer e infertilidad[13]. BPA es la capa de plástico duro que se usa dentro de los alimentos de lata. Por el bien de la buena salud, come alimentos frescos la mayoría de las veces y alimentos enlatados con menos frecuencia.

Si no puedes dedicar un tiempo en tu horario para cocinar frijoles desde el principio, los frijoles de lata pueden ser una alternativa. Como con todos los productos enlatados, compra latas que estén libres de abolladuras, grietas o tapas abultadas lo cual podría significar que la seguridad del producto ha sido comprometida. Los frijoles en lata pueden ser guardados en tu gabinete de 2 a 5 años. También ten consciencia del contenido de sal y busca marcas que hayan utilizado sal marina (una sal de mejor calidad) o Kombu (una alga marina) Recuerda lavar los frijoles antes de comerlos para ayudar a liberar sus propiedades gaseosas.

Algunos otros alimentos enlatados para comprar son pescado en lata como salmón, sardinas, anchoas, arenque ahumado y atún – el que más te guste. Un dato saludable sobre las sardinas y el salmón en lata: si estás buscando un contenido extra de calcio, cómpralos con sus huesos intactos, en lugar de las versiones sin piel y huesos. Los huesos son una excelente fuente de calcio y una vez que la sardina o el salmón es majado para hacer una deliciosa ensalada, los huesos se parten y ni siquiera notas que están allí. Recuerda, si obtienes tu calcio y grasas esenciales en su forma natural de los alimentos, tu cuerpo tendrá un momento más fácil para digerir y absorber los nutrientes. He tenido muchos clientes que se quejan de que no pueden digerir las cápsulas de aceite de pescado (quedan repitiendo el aceite o les producen dolor de estómago). Una vez que paran de tomar las cápsulas y comienzan a comer el pescado como tal en su forma entera y fresca, con todos los otros nutrientes intactos, indigestión mágicamente desaparece.

El atún (bien sea fresco o en lata) debido a su alto contenido de mercurio, es mejor no comerlo con regularidad; tal vez una o dos veces al mes. Y, si estás embarazada, deberías mantenerte alejada del atún y de cualquier otro pez predador grande (tiburón, jurel, blanquillo, mero y pez espada) por completo – el mercurio no es bueno para el feto y contribuye a defectos de nacimiento, daños severos al sistema nervioso,

---

[13] http://www.ewg.org/reports/bisphenola%20

daño cerebral, discapacidades para el aprendizaje y pérdida de la audición[15] [16].

Otros productos enlatados para tener en el gabinete de la cocina son tomates en cubitos, tomates en estofado y pasta de tomate. Los tomates en lata y otros alimentos altamente ácidos como los jugos, frutas en lata, encurtidos y chucrut pueden mantenerse en el gabinete por 12 a 18 meses. Los alimentos bajos en ácido como vegetales y carnes pueden ser guardados por dos años o más.

BOTELLAS Y MANTEQUILLAS

Ahora, tomemos un poco de mantequilla *natural* de maní, almendras, ajonjolí tipo tahini y otras pastas para untar. Asegúrate de que estos productos son hechos de nueces y semillas, con un poco quizás de sal marina **y nada más**. La mayoría de las marcas comerciales (y populares) de mantequilla de nueces contienen aceites hidrogenados y azúcares añadidos. Estos son la clase de ingredientes que queremos eliminar de nuestra dieta. Mantequillas de mejor calidad contienen aceites naturales (ácidos grasos esenciales y vitamina E) que usualmente se separan y elevan a la superficie del frasco. Si mezclas bien el contenido del frasco y lo pones en el refrigerador, el aceite no se separará.

Toma algunas confituras de frutas naturales para complementar esas mantequillas. Escoge marcas que endulcen sólo con la misma fruta o jugo de fruta. Las frutas contienen suficiente azúcar en forma de fructosa, así que las confituras y jaleas no necesitan azúcar añadida para se dulces. Al menos, haz el esfuerzo de comprar marcas que no tengan de primero el azúcar en su lista de ingredientes. Una buena cosa para recordar sobre las etiquetas de ingredientes es que el ingrediente que aparece de primero es el que el producto contiene en mayor cantidad. Escogiendo mantequillas de nueces y confituras de mejor calidad, es más fácil para ti hacer rápidos y sencillos emparedados para ti y tus niños... ¿a quién no le gusta comerse un emparedado de mantequilla de maní y jalea de vez en cuando? Y si nunca has probado uno, te has perdido una de las meriendas más sencillas y divertidas jamás inventada. Es, literalmente, grasa (mantequilla de nuez) y azúcar (fruta) sobre pan (¡Oh, qué horror!) ¡y es delicioso!

---

[15] http://www.americanpregnancy.org/pregnancyhealth/fishmercury.htm
[16] http://www.marchofdimes.com/pnhec/159_15759.asp

MERIENDAS DE SOPORTE

Compra nueces crudas o asadas y semillas para bocadillos o meriendas o para rociarlas sobre ensaladas, granos y otras comidas. Las nueces y semillas contienen ácidos grasos esenciales, vitamina E y otras vitaminas y minerales que pueden ser beneficiosos para la salud. Para asegurar la mejor calidad y frescura, compra nueces en envases herméticos o en su concha. Entre las variedades de nueces y semillas se cuentan las nueces, almendras, pacanas, avellanas, maní, piñones, marañones, semillas de ajonjolí, semillas de calabaza y semillas de girasol. Las nueces y semillas contienen grasas, así que sólo necesitas una pequeña cantidad y masticarlas bien para tomar sus beneficios nutricionales. Comerlas en grandes cantidades, tanto las nueces como las semillas, puede contribuir a tener una digestión lenta (gas e hinchazón) pero uno o dos puñados por día pueden ser un bocadillo altamente energético.

CONDIMENTOS & OTRAS HIERBAS

Compra condimentos como mostaza y salsa de tomate, pero revisa las etiquetas para asegurarte de que no contienen jarabe de maíz con alta concentración de fructosa entre sus ingredientes. Earl Mindell y Virginia Hopkins, autores del libro "Alternativas a la prescripción", culpan de las altas tasas de diabetes en nuestra nación a alto consumo de jarabe de maíz con alta concentración de fructosa y la resultante merma de cromo en el cuerpo. Mindell y Hopkins dicen que estudios hechos en el Centro de recursos de nutrición humana del Departamento de Agricultura de Estados Unidos revela que consumiendo fructosa en esta forma causa la caída de los niveles de cromo y eleva los niveles de colesterol LDL (malo) y triglicéridos y menoscaba las funciones del sistema inmune. "Como nuestro consumo de jarabe de maíz con alta concentración de fructosa se ha elevado 250 por ciento en los últimos 15 años, nuestra tasa de diabetes se ha incrementado aproximadamente en un 45 por ciento en casi el mismo período de tiempo", dijo Mindell[17]. El jarabe de maíz con alta concentración de fructosa es un edulcorante barato añadido a casi todo lo que puedas ver en los anaqueles de los supermercados. Aléjate de este ingrediente promotor

---

[17] http://www.newstarget.com/009333.html

de enfermedades y opta por edulcorantes naturales que han estado presentes en el mercado por miles de años. Nuestros ancestros no estaban plagados de diabetes, enfermedades del corazón, cáncer o muchas otras dolencias que han sido relacionadas con esta azúcar dañina y barata permeando nuestro suministro de alimentos. Escoge real jarabe de arce, miel cruda, azúcar de caña granulada o azúcar de remolacha y recuerda usar estos edulcorantes con moderación. No te excedas. Después de todo, siguen siendo formas de azúcar y el azúcar no es la mejor fuente para una nutrición saludable.

Aceites vegetales prensados al frío harán tu comida más sabrosa y deliciosa. Para comidas ligeras y llenas de sabor, usa aceite de oliva extra virgen y aceite de oliva regular de buena calidad, aceites de ajonjolí y ajonjolí tostado, aceite de maní y de nuez. Para comidas cocinadas a altas temperaturas, son mejores las grasas saturadas como aceite de coco y grasas animales (grasa de pollo, de pato, manteca de cerdo y sebo vacuno) son las mejores. No se oxidan o se ponen rancias tan rápido como las grasas poli-insaturadas y mono-saturadas.

Los vinagres son otra gran adición a tu cocina. Hay tantos vinagres de diversos sabores en el mercado que resulta difícil conocerlos todos. Por el momento, apeguémonos a los básicos: balsámico, de cidra de manzana, arroz, vino rojo y blanco y champagne. Todas estas son buenas opciones.

También me gusta tener frascos de aceitunas kalamata y alcaparras en mi alacena. ¡Oye, uno nunca sabe quién viene a cenar! Y con unas cuantas alcaparras y aceitunas, puedes cambiar el sabor y la apariencia de una aburrida salsa para pastas en algo maravilloso.

CONDIMENTOS DIVERTIDOS

Uno de los errores más grandes que veo que comenten las personas cuando comienzan a comer mejor es la tendencia a comer alimentos aburridos y sin sabor. Piensan que para que el platillo sea "saludable" debería ser insulso. Para prevenir que este desastre sin sabor ocurra en tu cocina, anima tus comidas añadiéndole hierbas frescas y condimentos secos. Además de hacer la comida más sabrosa y emocionante, mejoran la digestión al estimular nuestros sentidos y promover la producción de jugos gástricos. Sal marina sin yodo y no refinada, granos de pimienta y hierbas frescas o secas como albahaca, laurel, eneldo, salvia, tomillo y oréganos son excelentes opciones.

Especias como canela, polvo de pimiento, comino, culantro, curry y polvo de cayena pueden darle más sazón a tus comidas. Las especias, tanto enteras como molidas, tienen cierta vigencia cuando las guardas en el gabinete. Con el tiempo, las especias pierden potencia y sabor, y estarás de vuelta al punto donde comenzaste a comer comidas sin atractivo alguno. Es ideal si compras especias enteras y las mueles tú mismo, así extenderás su vigencia. Si no han sido partidas o molidas (exponiéndolas al aire), pueden durar hasta cuatro años en un recipiente hermético. Si no tienes el tiempo o el deseo de comprar y moler tu propias especias, puedes comprarlas molidas; pero ten en cuenta que duran menos en la despensa, usualmente entre dos a tres años. Las especias deberían ser guardadas en un lugar frío y seco y no directamente sobre la estufa. Las especias enteras o molidas que hayan perdido su aroma, están muy viejas para ser usadas. Las hierbas secas se mantienen por menos tiempo que las especias secas. La mayoría de las hierbas duran de uno a dos años. Puedes comprobar el estado de las hierbas estrujándolas suavemente con tus dedos o en la palma de tu mano. Si la hierba despide un olor intenso, todavía está buena. Si no tiene olor después de esto, bótalas en la basura. Ya que las hierbas y las especias secas se mantienen por un período de tiempo largo, considéralas una inversión a largo plazo para crear comidas llenas de sabor.

También es buena idea guardar algunos cubos de caldo de varios tipos (vegetales, pollo o carne de res) o recipientes de caldo natural de carne, pollo o vegetales. Estaremos usando algunos de ellos en los próximos capítulos y te enseñaré a prepararlos desde el principio. Si quieres probar una receta y no tienen ninguna de estas opciones en el refrigerador, los cubos de caldo o preparados que consigues en la tienda, también pueden ser suficientes.

HORA DEL TÉ

Si quieres terminar con el hábito del café para mejorar tu salud y niveles de energía, toma una caja de té surtidos como té verde, té negro o una variedad de té herbales como manzanilla, regaliz, hierbabuena, conchitas de naranja, pasionaria, rooibos, arándanos o moras. Existe una amplia variedad de té de la cual escoger y que la mayoría de las tiendas de productos saludables tienen en islas enteras dedicadas sólo al té. Es la segunda bebida más consumida en el mundo, sólo superada por el agua. Puedes probar un nuevo sabor cada semana por todo un año y, aún así, no habrás probado todos los tipos y combinaciones diferentes de té que existen en el mercado. Si tienes una amiga llamada Alicia (u otra amiga cualquiera) invítala para una fiestecita de té. Podría ser el inicio de una excitante aventura de degustación de té.

COMPRANDO PERECEDEROS

Es el momento de encontrar elementos perecederos en sección de neveras de la tienda. Ve al mostrador de la carne y pregunta específicamente por carnes de animales criados al aire libre, alimentados con pasto o criados siguiendo los lineamientos orgánicos. "Los productos de animales criados con pasto son ricos en todas las grasas que, de forma probada, mejoran la salud; al tiempo de que son bajas en grasas que han sido relacionadas con enfermedades"[18]. Compra carne de res, búfalo, pollo, cordero, pavo, pato, puerco, faisán y otra especie salvaje – cualquiera que prefieras. Luego, paséate por el mostrados de los peces y compra pescados salvajes o locales. Siento que comprar el pescado en porciones grandes o enteras – el animal completo si es posible – es más rentable, tanto en tiempo como en dinero. (En un capítulo posterior, les comentaré sobre los beneficios al bolsillo y a la salud comprar animales completos) Luego, córtalo en piezas más pequeñas y guarda la carne en el congelador. Si está propiamente empacado y en bolsas herméticas o papel del envolver, creados específicamente para guardar en el refrigerador, los congelados pueden durar de 3 a 4 meses.

El siguiente paso es ir al lugar de los lácteos; pero mantente alejado de la margarina y substitutos de mantequilla que contienen aceites hidrogenados. Estas grasas contribuyen a enfermedades coronarias y un estado pobre de salud en general[19]. Escoge mantequilla verdadera hecha de leche de vaca orgánica o que haya crecido en pasturas. "La mantequilla contiene lecitina, una sustancia que ayuda a la adecuada asimilación y metabolismo del colesterol y otros constituyentes de la grasa. La mantequilla también contiene un gran número de antioxidantes que protegen contra el tipo de radical libre que debilita las arterias. La mantequilla es una fuente muy rica en selenio – un antioxidante vital – conteniéndolo incluso más que el arenque o el

---

[18] http://www.mercola.com/beef/health_benefits.htm
[19] http://news.bbc.co.uk/1/hi/health/3167764.stm

46

germen de trigo"[20]. En pocas palabras: ¡mantequilla es mejor! Y, mientras estás en la sección de los lácteos, puedes comprar también yogur natural o kefir sin edulcorantes añadidos. La grasa ayuda a que nuestros cuerpos absorban el calcio y nos hace sentir físicamente más satisfechos. Si optas por comer cualquier tipo de comida sin la grasa, que viene de forma natural con el alimento, tu cuerpo buscará la grasa durante todo el día y podrías tener antojos irrefrenables. Confía en mí, come alimentos con toda su grasa natural – sólo cómelos en cantidades menores. Por ejemplo, cuando compro un envase de yogur natural original, me dura hasta tres porciones. No me devoro el pote completo en una sola sentada, incluso si el envase dice que contiene sólo una porción. No escuchen los consejos de los fabricantes de *ningún* producto. Su trabajo es vender más productos y mientras más tú comas, más venderán ellos. Mientras estés en la sección de lácteos, compra huevos de gallinas camperas y criadas de forma natural. Compra una docena. Al contrario de la creencia popular, el huevo, con su yema rica en colesterol, es un alimento muy saludable. También, puedes aprovechar de tomar encurtidos y chucrut crudo y sin pasteurizar. Usualmente, están también en la sección de refrigerados. Estos tradicionales alimentos forman parte de una compra saludable, ya que contienen bacteria beneficiosa que ayuda al proceso de digestión.

Si te sientes curioso de probar nuevos alimentos, toma un paquete de tofu, tempeh o miso de las neveras de la tienda. Son alimentos de soja tradicionalmente preparados que también benefician la salud. La soja ha sido considerada como un alimento "saludable", pero tiene que ser procesada adecuadamente por nosotros mismos para poder tomar todos sus beneficios nutricionales. Los granos de soja contienen grandes cantidades de ácido fítico e inhibidores de la tripsina que bloquean la absorción de nutrientes. Culturas tradicionales, más notoriamente en Asia, que comen granos de soja, los fermentan para liberar estos anti-nutrientes y hacerla digerible. En Estados Unidos, nos pasamos por alto el proceso de fermentación para la producción en masa de granos de soja y hemos creado algunos productos de soja no del todo saludables. Salchichas de soja, hamburguesas de soja, tajaditas de soja, nueces de soja, aceite de soja, yogur de soja, proteínas aisladas de soja, margarina de soja, carne de soja y otros productos de soja no fermentados, pueden afectar perjudicialmente la salud. Los fito-

---

[20] http://www.westonaprice.org/foodfeatures/butter.html

estrógenos de la soja quebrantan la función endocrina y tienen la posibilidad de causar infertilidad y promover cáncer de mama en mujeres adultas y son potentes agentes anti-tiroideos que causan hipotiroidismo y podrían causar cáncer de tiroides. En niños, el consumo de fórmulas de soja ha sido relacionado con enfermedades auto-inmunes[21]. Escoge sabiamente productos de soja. Los productos de soja utilizados en algunas recetas de este libro, son opciones inteligentes.

Y hablando de alimentos con un toque asiático, puede comprar algunos vegetales marinos deshidratados (algas) antes de salir de la tienda. Los vegetales marinos ofrecen el más amplio rango de minerales que se encuentran en el océano –similares a los minerales contenidos en el cuerpo humano. Son alimentos altamente nutritivos para nosotros. Sé que comer algas puede asustar a algunos... pero no tengas miedo. Puedo enseñarte a hacer que sepan absolutamente deliciosas.

Examina detenidamente la lista de compras de las siguientes páginas, y mueve tu hermoso cuerpo a la tienda más cercana. No necesitas comprar todo lo que está en la lista, pero intenta comprar algo de cada categoría. Comienza a llenar tu casa con los alimentos de mejor calidad, así podremos comenzar a cocinar desde ya.

Y recuerda, cuando se trata de invertir en tu salud... ¡TÚ TE LO MERECES!! "El oro que compra salud nunca podrá ser mal empleado". Thomas Dekker, Westward Ho, 1604.

---

[21] http://www.westonaprice.org/component/content/section/6.html

Vegetales de la estación	Frutas de la estación
Rúcula	Manzanas
Bok choy	Melocotones
Brócoli	Arándanos
Colecitas de Bruselas	Arándanos rojos
Calabaza dulce	Uvas
Repollo (rojo y verde)	Limones
Zanahorias	Melones
Coliflor	Duraznos
Repollo chino	Peras
Hojas de berza	Ciruelas
Pepinos	Uvas pasas
Rábano daikon	Sandía
Ajo	
Jengibre	**Frutas trópicas**
Col rizada	Banana o plantano
Puerros	Naranja
Lechugas	Mango
Hongos	Papaya
Hojas de mostaza	Piña
Cebollas	Kiwi
Perejil	Aguacate
Chirivías	
Calabazas	**Vegetales marinos (algas)**
Rábanos	Alaria
Nabo sueco	Agar Agar
Cebolletas	Arame
Brotes	Kelp
Espinaca	Kombu
Calabaza de verano	Hiziki
Tomates	Iris Moss
Nabos	Nori
Berro	Wakame

Granos enteros
Cebada
Arroz moreno
Kasha
Mijo
Avena
Polenta
Quinua

Pan de granos enteros
Multigrados
Masa fermentada Centeno
Masa fermentada Trigo
De brotes Trigo

Cereales para el desayuno
Alforfón cremoso
Crema de centeno
Crema de trigo
Multigrados
Avena en hojuelas gruesas

Frijoles
Aduki
Manchados
Negros
Alubias
Garbanzo
Rojos
Lentejas
Blancos
Pintos
Tofu

Pasta & fideos
Pasta de maíz
Pasta de quinua
Pasta de arroz
Sémola
Fideos soba
Fideos udon
Pasta de trigo entero

Semillas y nueces
Almendras
Maní
Piñones
Semillas de calabaza
Semillas de ajonjolí
Semillas de girasol
Nueces

Pastas para untar
Mantequilla de almendras
Confituras de frutas
Mantequilla de maní
Tahini (pasta de ajonjolí)

Pescados & conchas marinas	Aceites
Róbalo	Coco
Almejas	Oliva
Bacalao	Maní
Rodaballo	Ajonjolí
Platija	Ajonjolí tostado
Merluza	Nuez
Salmón	
Bacalao joven	**Vinagres**
Lenguado	Cidra de manzana
Tilapia	Balsámico
Trucha	Vino rojo
	Vinagre de arroz
Lácteos	Vino blanco
Mantequillas	
Queso	**Hierbas & especias**
Kefir	Albahaca
Leche	Hojas de laurel
Yogur	Pimienta de cayena
	Canela
Carnes y Aves de corral	Culantro
Res	Comino
Búfalo	Orégano
Pollo	Mostaza
Pato	Romero
Huevos	Salvia
Cordero	Sal marina
Puerco	Salsa de soja Shoyu
Salchichas	Salsa de soja tamari
Pavo	Tomillo
Venado	
Jabalí	

Edulcorantes
Jugos de frutas
Azúcar de caña granulada
Miel
Jarabe de arce

Bocadillos
Galletas de granos
Palomitas de maíz
Tortillas
Mezcla de nueces y frutas

Enlatados
Frijoles
Sardinas
Salmón
Productos de tomate

Materias primas
Cubos de consomé
Mayonesa
Aceitunas
Caldos (en cajas o en lata)

Bebidas
Agua
Té verde
Leche de avellanas
Té de hierbas

Capítulo 5

COMPRANDO LO ESENCIAL

A menudo los clientes me aseguran que la *verdadera* razón por la que no pueden llegar a la cocina y preparar una comida saludable es que no tienen las ollas y sartenes adecuados, u otros equipos para comenzar. ¡Eso es una tontería! Las ollas y sartenes que tenía (y aún tengo) cuando empecé a cocinar, alimentar y a sanar mi cuerpo pertenecían a mi mamá desde principio de 1970, y se habían usado desde hacia muchos años. Tengo buenos recuerdos de una espátula azul rota que se le desprendía el mango cada vez que lavaba la condenada cosa. Y sí, incluso tuve una sartén antiadherente vieja que se considera PROHIBIDA en la mayoría de las prácticas relacionadas con la salud y por buenas razones eso será explicado a medida que sigas leyendo. Sin embargo esas viejas ollas y sartenes y la espátula rota no me detuvieron. Yo estaba en una misión de apoyar a mi cuerpo y nada podía impedir que invirtiera en mi salud. Hice de cocinar comidas saludables una prioridad y me deshice de todas las excusas inútiles. ¡Y créeme, tenía un millón de ellas! La clave para comenzar es utilizar lo que ya tienes. Las herramientas en tu cocina son lo suficientemente buenas. A medida que continúes avanzando, puedes recoger cualquier otra cosa específica en el camino, si es necesario.

A continuación te presento algunas sugerencias útiles para comprar lo absolutamente esencial y puedas emplear bien tu tiempo en la cocina.

UN BUEN CUCHILLO

Cuando comencé mi asesoramiento empresarial y de cocina, viajaba a menudo a los hogares de los clientes y les enseñaba técnicas de cocina saludable; o, si es que no tenía ningún deseo de aprender, preparaba deliciosas comidas saludables para ellos. Antes de llegar, les preguntaba si tenían un buen cuchillo. La respuesta siempre era: "Sí, por supuesto, tenemos un montón de buenos cuchillos". Inevitablemente, cuando entraba en sus cocinas y veía los mostradores llenos de montones de productos coloridos que debían ser cortados en

53

rodajas, y cortados en cubitos, formulaba la pregunta infame una vez más, "¿Tienes un buen cuchillo?" En ese momento, me daban un gran cuchillo de mantequilla amellado disfrazado como un cuchillo de chef. Intentar cortar un tomate maduro y jugoso con un cuchillo sin filo, ¡puede convertirse rápidamente en una escena espantosa de una película de terror!

La única herramienta que te recomiendo comprar por encima de todas las demás es un cuchillo de chef profesional o un cuchillo Santoku (versión japonesa similar a un cuchillo de chef francés, pero sin punta). Esta adquisición hará que tus esfuerzos en la cocina se sientan como una brisa suave en vez de un ¡terrible huracán! Un cuchillo de calidad profesional bien podría mejorar considerablemente tu experiencia culinaria y expandir tu gusto. Te lo prometo.

No hay necesidad de comprar una colección completa de cuchillos (cuchillo de chef, cuchillo para pelar, cuchillo de deshuesar, cuchillo para pan, cuchillo de carnicero y cuchillo para vegetales) y un juego de cuchillos; a menos que, por supuesto, tengas el dinero. Entonces, por todos los medios, hazlo por favor. Sólo se necesita un buen cuchillo (uno filoso) para ayudar con la mayoría de los cortes, troceados, cortes en cuadritos y las tareas de picado.

Para comprar el cuchillo perfecto lo que ayuda, literalmente, ¡es probarlo! Estoy segura de que no comprarías unos vaqueros directamente del estante sin probártelos para ver cómo se sienten (y como lucen) en tu trasero. Piensa en tu cuchillo de la misma manera y no lo compres sin probarlo.

Así es como debes tratar de determinar cual cuchillo es mejor para ti: En la tienda de artículos de cocina, los cuchillos profesionales suelen estar encerrados dentro de vitrinas. No sé si eso es para proteger a los clientes de los cuchillos afilados, o para proteger al personal de ventas de los clientes locos que quieren *probar* los cuchillos. Pregúntale al vendedor por tres o cuatro cuchillos de chef profesional de diferentes tamaños (algunos tienen hojas más largas/más grandes que otros), preferiblemente de acero de carbono con una espiga completa. La espiga es la parte metálica de la hoja que se extiende en la empuñadura. Idealmente, quieres que el metal se extienden hasta el final del mango. Tener una "espiga completa" impedirá que el mango de tu cuchillo se afloje y se caiga a pedazos como mi espátula azul rota.

Toma cada cuchillo, uno a la vez, en tu mano, y siéntelo; levántalo, haz movimientos de cortar en el aire o sobre el mostrador (ten cuidado de no asustar o cortar a nadie). Asegúrate de que tu mano sostenga fácilmente el peso del cuchillo. Algunos mangos y hojas son más gruesos y más pesados que otros. Encuentra el cuchillo que *sientas* que es correcto para ti. Si te sientes cómodo sosteniendo tu cuchillo, serás más eficiente en la cocina y es menos probable que te cortes. Por favor, no permitas que el precio te disuada de hacer la mejor elección. Esta es una herramienta de cocina que tendrás por muchos años, muy posiblemente toda la vida. He tenido uno de mis cuchillos Santoku ¡por más de doce años! Fue una gran inversión, unos ochenta dólares en el momento y me ha dado muchos años de servicio. Gasta entre 50 a 200 dólares, o incluso más, en un excelente cuchillo. Estás haciendo una inversión en tu salud y tu vales cada centavo.

UNA BUENA OLLA Y UN BUEN SARTEN

Para los fines básicos de cocinar, todo lo que necesitas para empezar es una sartén grande y una olla sopera grande u olla para hervir de seis a ocho cuartos, ambas con tapas. Eso es todo. Puedes lograr casi todo con estos dos elementos. Puedes hacer sopas, hervidos, frijoles, cereales, frituras, y blanquear vegetales, dorar las carnes y saltear. Si tienes el dinero para comprar un juego completo, hazlo. Sin duda es una buena inversión. Si no tienes los fondos, usa la batería de cocina que ya tienes y añádele más a tu colección cuando te lo puedas permitir.

Tradicionalmente, algunos de los mejores utensilios de cocina han sido de acero inoxidable y hierro fundido, pero si no tienes ninguno, no te preocupes. Sólo empieza a cocinar. Si tienes ollas y sartenes de aluminio, es aconsejable utilizar utensilios de plástico o goma con ellos. Raspar utensilios de aluminio con utensilios de metal pueden causar que algo del metal se filtre en los alimentos. La toxicidad del aluminio ha sido fuertemente vinculada con la enfermedad de Alzheimer y otras condiciones[22]. El aluminio es un metal *reactivo*, lo que significa que puede reaccionar con los alimentos ácidos o salados y liberarse así mismo en el producto alimenticio. La salsa de tomate es un ejemplo de un alimento ácido. Si tienes miedo de usar tus ollas y sartenes de aluminio, considera esto: Una persona que

---

[22] www.angelfire.com/az/sthurston/alzheimers_and_aluminum_toxicity.html

usa antiácidos que contienen aluminio (aproximadamente 50 mg por comprimido) puede consumir más aluminio por día que alguien que use las cacerolas de aluminio sin revestir para cocinar (ingiriendo aproximadamente 3,5 mg por día)[23]. Si estás consumiendo antiácidos diariamente, no tienes que preocuparte por la lixiviación de aluminio de las ollas y sartenes que entra en tu cuerpo, ya estás recibiendo suficiente de los medicamentos de venta libre y recetados.

El hierro fundido es una buena elección de la antigua cocina, un conductor de calor ideal, y puede durar toda la vida con el cuidado adecuado. Por desgracia, el hierro fundido puede ser un dolor en las nalgas, ya que requiere cuidados especiales y recubrimiento con aceite para evitar que se oxiden. También es pesado de manejar (literalmente), por lo que necesita brazos y muñecas fuertes - esto no sería una opción ideal para las personas mayores, discapacitadas físicamente, con artritis, o débiles. Una de las ventajas nutricionales de la utilización de hierro fundido: es que le da trazas mínimas de hierro a tu comida. Si tienes anemia (hierro bajo en la sangre), el hierro fundido puede ser una gran opción. Aunque, si tienes anemia, puede que no tengas la fuerza para levantar una sartén pesada de hierro fundido.

Los recubrimientos antiadherentes para utensilios de cocina son hechos con plásticos químicos duros con sustancias que pueden emitir gases peligrosos cuando se calienta a altas temperaturas. Estos gases se han relacionado con el cáncer, defectos de nacimiento, y muchos otros problemas de salud. Un grupo de científicos consejeros de la Agencia de Protección Ambiental votó por unanimidad para aprobar una recomendación para que una sustancia química utilizada en la fabricación del Teflón (PFOA) y otros productos antiadherentes debieran ser considerados como un probable carcinógeno[24]. Este es un asunto serio. Si tienes teflón o sartenes de otros antiadherentes, no los utilices para freír los alimentos y no los coloques en el horno en la modalidad de asar. Nunca, nunca usar utensilios de metal en ellos (espátulas, tenedores y cucharas) - aumenta la probabilidad de que se deteriore la capa de plástico y la ingieras. Los carcinógenos no son apetitosos y no contribuyen a la salud a largo plazo. Cuando cocines con el equipo antiadherente, utiliza fuego medio o bajo, técnicas de cocción rápida y utensilios de plástico o madera.

---

[23] http://www.dmaonline.org/fppublic/connect56.html

[24] http://www.cbsnews.com/stories/2006/02/15/tech/main1321804.shtml

Yo prefiero el acero inoxidable para cocinar. Es durable, confiable, más liviano que el hierro fundido, no reacciona negativamente con los alimentos, y es endiabladamente fácil de limpiar y cuidar. Sólo lavar y secar - ¡listo! El acero inoxidable es también relativamente barato. Creo que esta es una excelente elección y te dará muchos años de buen servicio en la cocina.

CONOCE LAS OLLAS DE COCCIÓN LENTA

Para aquellos de ustedes que trabajan largas horas fuera de casa y todavía desean una completamente equilibrada y deliciosa comida casera, recomendaría ampliamente comprar una olla de cocción lenta. No desperdiciarás tu compra. Hay un capítulo entero dedicado a las comidas en una sola olla - La Olla de Oro - diseñado específicamente para personas que no tienen el tiempo para cocinar y cuidar su alimentación, o la paciencia para lidiar con la limpieza de muchas ollas y sartenes. Sin alborotos ni desorden - todo en una olla, programar el temporizador y ¡listo! Cocinar no es nada más fácil que eso. Las ollas de cocción lenta son seguras, asequibles, y vienen en una variedad de tamaños. Me permito sugerir la compra de una olla de cocción lenta de 4 ó 6 litros y el gasto de $29 a $100 (o más). ¡Te lo mereces!

EL BARULLO DE LA TABLA DE CORTAR

Con los años, he escuchado mucha controversia sobre qué tipo de tabla de cortar (plástico, goma, madera o vidrio) es mejor para usar en la cocina. Diversos estudios afirman que las tablas pueden retener bacterias y necesitan ser lavadas con cloro o que las tablas pueden dañar los filos de los cuchillos. La gente siempre quiere saber qué tablas son las más fáciles de limpiar. Tratar de entender ese dilema, es suficiente para conducir fuera de la cocina a una persona derecho hasta la pizzería local para la cena. Desde una perspectiva de chef saludable, te aconsejo comprar una tabla de cortar de madera estilo antigua. Además del hecho de que los cocineros han estado utilizando las tablas de madera por siglos, hay un sólo bocadillito de información que quiero señalar. Si tienes una tabla de cortar en la cocina, ve a echarle un vistazo ahora mismo. Como puedes ver, si se trata de plástico, goma o madera, es probable que tenga pequeñas cisuras y arañazos. Los cortes provienen del uso – de cortar las cosas en tu tabla con un cuchillo afilado. La pregunta es ... ¿a dónde han ido a parar las piezas que faltan en la tabla de cortar ? La respuesta es ... a tus alimentos y a tu cuerpo. En pocas palabras, la madera es más fácil de digerir que el plástico, goma, vidrio, o cualquier otra sustancia. Y, si las termitas pueden sobrevivir y prosperar en la madera, entonces yo también puedo. Obtén una tabla de cortar de madera para el bien de tu salud. Para limpiar una tabla de madera todo lo que tienes que hacer es limpiarla con una esponja caliente después de cada uso. No hay necesidad de utilizar cloro u otros productos químicos agresivos en tu tabla - que también, eventualmente serán absorbidos por tu cuerpo. Mantén las carnes crudas separadas y no cortes alimentos crudos (ensaladas y vegetales) en la superficie de la misma tabla sin limpiarla primero o simplemente dale la vuelta y usa por el lado opuesto. Si tienes el dinero, siempre podrías comprar dos tablas de madera de diferentes tamaños, una para carnes y otra para los vegetales.

OTROS UTENSILIOS PRÁCTICOS

Me encantan las cucharas de madera, paletas de arroz y otros implementos de madera. La madera se siente natural en mi mano y en las ollas y sartenes. Es suave, no abrasiva y no daña las superficies de la cocina. Los aparejos de cocina de madera son una opción excelente para su uso en ollas y sartenes antiadherentes o de aluminio.

Las pinzas son probablemente mi utensilio de cocina favorito. Mido sólo 5 pies y 4 pulgadas / 164 m (en un día que estoy alta), y guardo muchas de mis hierbas y especias en el estante superior de la despensa. Mis pinzas son una extensión de mis brazos y me ayudan a alcanzar esos lugares difíciles de llegar sin tener que arrastrar mi escalera y hacer ejercicios de escalada en mi cocina. Si tiendes a ser como yo, algo corta, es posible que encuentres las pinzas útiles para algo más que cocinar. Las tenazas son la herramienta perfecta para voltear las carnes, agarrar vegetales, revolver pastas y ensaladas, y para pellizcar el trasero de alguien - si te toca cocinar con alguien que realmente te gusta y quieres llamar su atención, por supuesto.

También tengo unos cuantos coladores de malla que varían en tamaño: uno grande para enjuagar los granos y frijoles y escurrir la pasta y los vegetales, uno pequeño para remojar el té en hojas, y una redonda y plana para quitarle la espuma y otras impurezas que se suben a la parte superior de la olla al cocinar frijoles, granos y caldos de carne.

Las cucharas con ranuras son otro utensilio práctico para tener en la cocina. Puedo usar cucharas con ranuras casi a diario cuando estoy blanqueando vegetales. Cuando quiero hacer puré o picar los ingredientes que ya están en la olla de sopa, busco mi cuchara con ranuras. Y, si por error hago demasiado salsa para mi sofrito y las verduras se me ahogan en él (¡Hey... le pasa a los mejores de nosotros!), una cuchara con ranuras me permite drenar el exceso de líquido de los vegetales antes de ponerlos en mi plato.

Mi siguiente utensilio de cocina, sobre el cual me gusta cantar. Vamos a utilizar el estribillo de una canción judía popular de las festividades llamada The D*reidel/El trompo*. ¿Sabes la música? Es algo parecido a esto ... "Trompo, trompo, trompo, yo te he hecho de arcilla". Sólo hay que sustituir las palabras por "cucharón, cucharón, cucharón, me gusta cocinar todo el día un montón". Amo mi cucharón. ¿Te imaginas? Estoy enamorada de un utensilio de cocina sencillo y no podría imaginar una vida sin él. Quiero decir que si tuviera que usar una cuchara de tamaño normal para sacar sopa de la olla, bueno, sería endiabladamente molesto ¡y una enorme pérdida de tiempo! Mi cucharón de *ensueño* hace que mi tiempo en la cocina sea más eficiente.

EL FABULOSO PROCESADOR DE ALIMENTOS

Si estás cocinando para grandes grupos de personas, o quieres reducir el tiempo de cocina en serio, compra un procesador de alimentos. Esta herramienta de cocina puede cortar en cuadritos, tiras, en juliana, puré, cortar, picar - es un caballo de batalla real y sin duda, un regalo de los dioses de la cocina. Hay discos específicos y otras piezas que vienen con un procesador de alimentos que van a hacer por ti el trabajo de cortar los alimentos sin esfuerzo. Un procesador de alimentos puede costar entre $90 y $900. No, eso no es un error. Hay procesadores de alimentos que cuestan cientos y hasta miles de dólares, pero no necesitas gastar esa cantidad de dinero. Espera una venta de descuento en la tienda local o tienda de suministros de cocina, o sal a pasear y gástate un poco de dinero y date un buen gusto. El primer procesador de alimentos que compré costo $89 y mi segundo $179. Tengo dos de estas herramientas de ahorro de tiempo porque enseño clases de cocina a una sala llena de gente con hambre. Puede que precises de uno solo para satisfacer las necesidades de tu cocina. Recuerda siempre, el dinero gastado en tu cocina es una inversión en tu salud, y sí - lo adivinaste - ¡te lo mereces!

UTILIZA RECIPIENTES

A veces cocino para dos personas y a veces cocino para veinte o más. Eso significa que utilizo una gran cantidad de recipientes de diferentes tamaños en la cocina. Tener varios recipientes disponibles me permite combinar los ingredientes de forma clara y sencilla. Sé que puede sonar como una "nimiedad", pero si mezclas algo (ensalada, pasta, o aderezo) en un tazón pequeño, podrías volcar todos los ingredientes en el mesón, hacer un lío y crearte más trabajo. Pasarás más tiempo limpiando de el que debes, y, probablemente, en primer lugar te enojaras conmigo por obligarte a entrar en esa endemoniada sucia cocina. Lo puedo ver ahora ... Levantado tu puño cerrado en el aire, mientras estás limpiando un derrame desagradable de aceite, "¡Maldita sea Andrea Beaman y su estúpido libro de cocina!" La forma más sencilla y fácil para que mantengas limpia tu cocina y seguir teniendo sentimientos positivos acerca de esta chef saludable, es comprar un juego de recipientes para mezcla de vidrio o de acero inoxidable de diferentes tamaños que límpidamente puedas apilar uno dentro del otro y no ocupará mucho espacio en tus gabinetes. El tamaño correcto del recipiente para mezclar bien te ayudará a mantener los ingredientes contenidos. Menos caos equivale a menos tiempo en la cocina. La vida es buena y somos los mejores amigos, una vez más.

GUARDA TUS COSAS

Por último, pero no menos importante, vas a necesitar los envases de almacenamiento. En los próximos capítulos te voy a enseñar a cocinar en grandes cantidades para ayudar a ahorrar tiempo y dinero. Tener comida deliciosa hecha en casa disponible es una gran manera de recuperar la salud y vas a necesitar un lugar para almacenar estos suculentos manjares. Cuanto mejor sean tu recipientes de almacenamiento, más fresca se mantendrá la comida. Si se pone la comida en el refrigerador y se cubre con papel de aluminio o envolturas de plástico, el aire puede penetrar. Es el proceso de oxidación lo que envejece los alimentos y hace que se descompongan. Los recipientes de metal, vidrio o plástico con tapas herméticas son excelentes unidades de almacenamiento. Yo incluso uso frascos de vidrio con tapas de rosca para almacenar algunos de mis deliciosos refrigerios. Después de que uso algo comprado en la tienda que ha sido envasado en un frasco de vidrio, simplemente remojo el frasco en agua caliente durante la noche para despegar la etiqueta. Por la mañana, tengo un recipiente de almacenamiento de alimento nuevo sin tener que pagar por él. ¡Qué agradable! Puedes utilizar el dinero extra que ahorraste para comprar más comida deliciosa. O ... puedes ahorrar algo de dinero extra cada semana y luego salir a comprar un divertido y coqueto traje que se adapte a tu fabuloso nuevo y mejorado físico. ¡Oh, la la!.

Ahora que tenemos lo *esencial* de tu cocina y la despensa arreglada, podemos empezar a cocinar un poquito. ¡Sí, nene! ¿Estás listo para esta aventura culinaria? No es un gasto tan grande como parece. Sé que entre las compras de los ingredientes y utensilios de cocina, puedes estar pensando que vas a quebrar. No es cierto. Te mostraré cómo ahorrar mucho dinero en el capítulo siguiente.

Capítulo 6

¡AHORRA A LO GRANDE!

Una de las mejores formas de ahorrar buen dinero es cocinando saludables y deliciosas comidas en casa. Te apuesto a que pensarás que digo esto porque me encanta cocinar y quiero animarte a que hagas lo mismo. ¡No! Digo esto porque, ¡es verdad! Comprando y cocinando tu propia comida en casa puede ahorrarte mucho dinero. Mira estos hechos financieros:

¡COMPRA AL MAYOR, BABE!

Muchas tiendas de alimentos saludables tienen alimentos al "por mayor". Esto incluye una extensa variedad de granos enteros y productos a base de granos, frijoles, nueces, semillas, frutas secas, meriendas y otros alimentos que no están empaquetados, pero que son vendidos en grandes cantidades. Los productos al por mayor generalmente cuestan menos que los paquetes al detal porque no estás pagando por el "diseño" del envoltorio y contenedores donde son presentados. El envoltorio, inevitablemente, siempre va a la basura en algún momento, así que ¿por qué botar el dinero extra? No va a pasar que alguien va a ir a inspeccionar tus gabinetes, notará que compraste uvas pasas al por mayor y como están guardadas en un frasco de vidrio, te dirá, "¡Epa, esas uvas pasas *no* están en un envoltorio bonito!" Y, lo siguiente que sucederá es que, misteriosamente, habrás pasado a la lista negra de la comunidad o de las reuniones de padres y representantes del colegio. ¡Qué ridículo!

¡Vamos!... ¿a quién le importa lo que piensen los demás? No deje que el orgullo interfiera en tu camino de hacer compras inteligentes. Lo importante a resaltar: los artículos al por mayor cuestan menos y pueden ayudarte a ahorrar dinero. Todo lo que necesitas es guardar estos productos en envases de plástico o vidrio para mantenerlos frescos y protegidos de posibles bichos hambrientos.

Y, si quieres ahorrar *más dinero*, ni siquiera tienes que comprar envases para almacenar estos productos. Como mencioné en un capítulo anterior, puedes volver a usar cualquier frasco o botella que tengas en el refrigerado o en los gabinetes de la cocina. Después de acabar el frasco de los encurtidos, el chucrut, la salsa para pastas o cualquier otro alimento; en lugar de botar el envase, recíclalo para tu propio uso. Deja remojando el envase en agua tibia durante toda la noche para despegar la etiqueta. Una vez que esté limpio, tendrás a mano un recipiente como nuevo sin gastar dinero extra. Yo tengo muchas botellas recicladas de diferentes tamaños. Incluso reciclo frascos de jaleas para guardar luego deliciosos aderezos y salsas.

Echemos un vistazo a algunos de los ahorros que podrías hacer al comprar artículos al por mayor:

Producto	Costo Al Mayor	Costo Detal	Ahorro
Frijoles	2,29 la libre	3,62 la libra	$1,44
Avena (hojuelas)	1,40 la libre	2,76 la libra	$1,36
Arandanos	10,99 la libre	17,16 la libra	$6,17
Nueces	12,99 la libre	20,77 la libra	$7,78

Los precios pueden variar según la tienda, pero los ahorros siguen siendo significativos. Comprar al por mayor es una manera sencilla de ahorrar dinero.

UN 'GAA' PUEDE HACERTE EL DÍA

Hay muchas buenas razones para comprar en un Grupo de Apoyo a la Agricultura (CSA – Community Supported Agriculture por sus siglas en inglés); pero para los propósitos de este libro, es una de las inversiones *más inteligentes* que puedes hacer. Por ejemplo, yo pertenezco a una de esta agrupaciones en Manhattan, lugar en el que compro una acción en una granja orgánica al principio de cada año. Cada semana, los agricultores dejan mi cuota de productos de la estación en un lugar donde paso a recogerlos. "Pago $495 (sin incluir carne y huevos) por aproximadamente veinticuatro semanas de vegetales y frutas. Esto se traduce en $20 por semana por dos bolsas de productos varios que incluyen dos cebollas, un manojo de zanahorias, brócoli, acelga, una cabeza de col, cinco pimentones rojos dulces, cuatro pimientos, tres berenjenas, dos pimientos jalapeños, una calabaza de invierno, un manojo de remolachas, albahaca fresca, de ocho a diez papas pequeñas y dos puerros (esto es una semana promedio. La cosecha varía cada semana) Es una gran cantidad de alimentos orgánicos a un precio pequeño. Podría pagar los mismos $20 (o más) por una sola comida y una taza de té en un restaurante local[25]. Comprando directamente a los agricultores locales, me ahorra un fajo de dinero y le permite a mi cuerpo estar alineado con las estaciones y el medio ambiente, manteniéndome saludable al mismo tiempo. Los productos de granjas al norte del estados de Nueva York son locales, lo que significa que fueron recogidos en el punto máximo de madurez (que es cuando contiene mayor cantidad de nutrientes), han invertido menos tiempo en el traslado ¡y apoya de forma sostenible mi comunidad y el país entero! El futuro de nuestro sistema de alimentos depende del apoyo que se le brinde a los productores locales, así podremos alimentarnos a nosotros mismos como nación y no apoyarnos en las importaciones para cubrir nuestras necesidades. Comer productos locales es imperativo para nuestra salud y la salud de todo el planeta; y este es un punto que realmente me gustaría que se llevaran a casa... por lo que pudiera mencionarlo en cada uno de los capítulos. Localizar un grupo de GAA cerca de si es muy fácil. Revisa las páginas de localharvest.org, justfood.org o eatwellguide.org y coloca tu código postal. Una lista de grupos de este tipo disponibles en

---

[25] The Whole Truth Eating and Recipe Guide, By Andrea Beaman, 2006 p.65

tu área aparecerán. Escoge uno, inscríbete y envía un cheque a tu productor local. Es tan sencillo comenzar a comer bien y ahorrar EN GRANDE. ¡La vida es así de deliciosa!

GANA EFECTIVO CON VITAMINAS Y MINERALES REALES

Antes de hacerme cargo de mi salud y dieta, gasté miles de dólares comprando suplementos de vitaminas y minerales para ayudarme a superar mis deficiencias dietéticas y ausencia de buena nutrición. La industria de los suplementos produce millones (y probablemente billones) de dólares anualmente, aprovechándose de personas como tú y como yo que están preocupadas por su salud. Solía creer que tomar suplementos podría curar mis dolencias y reponer mi ausencia de una nutrición adecuada. ¡Caramba!... estaba en un error. Gasté mucho dinero persiguiendo demandas salvajes y pude haber dañado mi cuerpo en el proceso, también. Sé que he mencionado alguna información sobre suplementos vitamínicos en un capítulo previo, pero es un punto que quiero destacar. De acuerdo con el órgano informativo de la Asociación Americana de Medicina, las vitaminas antioxidantes incrementan el riesgo de muerte de una persona hasta un 16 por ciento. La Universidad de Washington encontró que la vitamina E eleva el riesgo de cáncer de pulmón e investigadores del Instituto Nacional de Cáncer hallaron que los hombre que tomaron más de un multivitamínico diario tuvieron altas tasas de cáncer de próstata[26]. De acuerdo con el órgano informativo de la Asociación Canadiense de Medicina, he aquí una lista de los suplementos más populares y sus efectos tóxicos[27].

---

[26] http://www.rd.com/living-healthy/are-vitamins-really-that-good-for-you-/article46647.html

[27] http://www.cmaj.ca/cgi/content/full/169/1/47/T127

Suplemento	Efectos Toxicos Potenciales
Vitamina A	hepa-toxicidad (daño al hígado),incrementa Riesgo de fractura de cadera
Beta-caroteno	Aumenta el riesgo de cáncer de pulmón, da una coloración amarillenta a la piel, diarrea y artralgias (artritis)
Vitamina C	diarrea, malestar estomacal
Vitamina D	calcificación de los tejidos
Vitamina E	náusea, vómito, diarrea, dolores de cabeza, fatiga, visión borrosa
Vitamina B6	neuropatía sensorial, ataxia (ausencia de coordinación y movimientos musculares)
Vitamina B3	vaso-dilatación, molestia gastrointestinal, hiperglucemia

Estos son sólo unos de los pocos suplementos más populares y sus efectos tóxicos. *Todos* los suplementos, cuando son consumidos en exceso, tienen efectos negativos en el cuerpo.

Una cosa importante para recordar es que los animales en la selva no necesitan suplementos de vitaminas para desarrollarse – y tampoco los seres humanos. Somos parte de la naturaleza y los alimentos saludables que la naturaleza ofrece contienen, en perfecto balance, todos los elementos que necesitamos (fibra, agua, proteína, vitaminas, minerales y carbohidratos). Nuestro cuerpo utiliza lo que necesita y descarta lo que sobra. Las sobredosis de suplementos aislados se acumulan y causan estragos en nuestro sistema. En un período corto, los suplementos puede que beneficien un poco; pero a largo plazo, pueden causar daños muy serios.

Existen mejores y más deliciosas maneras de obtener las vitaminas y minerales que tu cuerpo necesita sin los efectos tóxicos colaterales. En la siguiente página, hay un cuadro con algunas de las vitaminas y minerales y sus fuentes naturales. Y, en los capítulos siguientes, te mostraré cómo hacer para que tus comidas queden para chuparse los dedos.

VITAMINAS Y MINERALES EN LOS ALIMENTOS[28]

Vitamina/Mineral	Fuente De Alimento
Vitamina A	zanahorias, batatas, hojas verde oscuro
Vitamina D	pescados grasosos, huevos, luz de sol
Vitamina B12	conchas marinas, carne, granos enteros
Cobre	remolachas, melaza, frijoles, nueces
Hierro	carnes,orgánicas,huevos,carne, aves
Magnesio	granos enteros, carne
Manganeso	nueces, semillas, granos enteros
Seleniogranos	enteros, carnes
Yodo	mariscos, vegetales marinos, sal marina
Vitamina C	arándanos, frutas, vegetales verdes
VitaminaE	aceites, vegetales,nueces, semillas, huevos, órganos, granos enteros
Vitamina K	vegetales con hojas verde oscuro, granos enteros, espárragos (la mayoría de la vitamina K es sintetizada en los intestinos por nuestras amigas las bacterias)
Ácido Fólico (folato)	espárragos, vegetales verdes, granos enteros, carne
Calcio	lácteos, salmón y sardinas con sus huesos, vegetales verdes, almendras, semillas de ajonjolí, tofu
Fósforo	se encuentra en la mayoría de los alimentos (la deficiencia de esta vitamina es muy rara)
Potasio	pescados, legumbres, carne, aves, vegetales, albaricoques, vegetales marinos, nueces, uvas pasas, espinaca
Silicio	alfalfa, remolachas, vegetales verdes, granos enteros
Azufre	ajo, vegetales, huevos, cebollas
Zinc	carne, huevos, frijoles, granos enteros

Para ya de comprar suplementos vitamínicos costosos y compra, en su lugar, alimentos naturales y saludables. ¡Tu cuerpo te amará por esto!

---

[28] Prescription For Nutritional Healing, Phyllis A. Balch, CNC, Penguin Books

PRESCRIPCIÓN DE POR VIDA

Y ya que estamos en el punto de gastar dinero, hablamos sobre los medicamentos con receta. Escribí sobre este importante tópico en mi primer libro *La pura verdad. Cómo recuperé naturalmente mi salud y tú puedes hacer lo mismo*, y voy a reiterarlo aquí. Las drogas de farmacia *no* curan las enfermedades. Las drogas que la gran industria farmacéutica nos venden de forma ambulatoria, meramente alivia nuestros síntomas sin ir a la raíz del problema. Si no llegamos a la causa de la enfermedad, siempre habrá un desequilibrio subyacente o una disfunción progresiva poniéndose más grave mientras más la tapemos.

Las drogas de farmacias son caras y comprarlas dentro de esta estafa farmacéutica es uno de los más grandes derroches de dinero, contribuyendo a más problemas sin aportar soluciones reales. Estamos siendo robados y estafados con nuestro bien ganado dinero y, principalmente, con nuestra salud.

Algunos médicos (los "vendedores de drogas") intentarán hacerte sentir pequeño y tratarán de convencerte de que tu cuerpo no es capaz de curarse a sí mismo. ¡Esto es totalmente basura! El cuerpo humano es una creación asombrosa y es capaz de hacer muchas cosas – incluso curarse a sí mismo. Toma de nuevo el control y ¡SÓLO DI NO A LAS DROGAS! Te animo a que te decidas y actúes. Toma esas prescripciones para medicamentos, abre un hueco en el patio trasero de tu casa y entiérralas lo más profundo que puedas en la tierra donde no puedan hacerle daño a nadie y di una oración por las lombrices. También te sugeriría que cuando vayas a la oficina de tu médico, le digas que puede meterse la libreta de prescripciones donde no le pega el sol. Sólo es una idea…

OK… ahora, voy a bajarme de mi pompa de jabón (momentáneamente por supuesto) y volveré al tema de los alimentos, gloriosos alimentos, para mostrarte como ahorrar en tu salud y tu dinero también.

TODO POR EL TODO

Una de mis cosas favoritas (aparte de abrazar y besar a mis sobrinos) es salir a comer fuera con amigos, familiares y personas que amo y que me sirvan una fantástica comida de cuatro estrellas. Pero, no hago esto todos los días porque puede resultar bastante costoso.

Por ejemplo, el costo de un plato principal con pollo en un restaurante promedio puede llegar a costar entre $15 y $25. Por ese dinero, recibiría una comida, o posiblemente dos y me llevo las sobras a casa. Pero, ¿con qué frecuencia quedan sobras para llevar a casa? No con mucha.

Por otra parte, si compro un pollo entero (criado naturalmente), costaría aproximadamente de $9 a $20. Esto me daría dos pechugas, dos piernas, dos muslos, dos alas, el hígado, corazón y cuello (aunque últimamente he comprado algunos pollos sin estos valiosos órganos internos y ¡me siento completamente estafada!!!) y aún me queda el armazón y carne para hacer un caldo. Esencialmente, por menos de lo que cuesta un platillo principal en un restaurante, podría crear entre ocho y diez comidas, o más, de un sólo pollo. Veamos las matemáticas: diez platos de restaurantes costarían de $150 a $250 comparado con los $15 de un pollo entero. ¡Vaya! O más aproximadamente. Los ahorros podrían ser ENORMES.

Ahorrar montones de dinero es una cincha cuando compras un animal entero tanto como te sea posible. Estos ahorros funcionan de la misma manera cuando compras un pavo entero, un pato, un ganso, un pescado o cualquier otro animal más grande como un cerdo o una vaca (si tienes espacio en tu refrigerador). De hecho, sólo conozco a *una* persona que tiene espacio en su nevera para una vaca entera. Quedémonos con animales más pequeños para nuestras aventuras de ser chef en casa. En lo capítulos que siguen, vamos a comenzar a cocinar y te enseñaré cómo hacer lo mejor con tus compras de animales completos, comenzando con sabrosos caldos que contienen vitaminas y minerales en abundancia y que son una excelente fuente de nutrición para tus huesos y el resto de tu hermoso cuerpo.

EN PAQUETES HECHOS EN CASA

Envolver comida hecha en casa para llevar de almuerzo puede ahorrarte mucho dinero también. Por ejemplo, en una cadena muy popular de panadería/restaurante, un emparedado de ensalada de pollo y curry cuesta $9 (sin incluir el impuesto y la propina). Por otra parte, una barra de pan de granos enteros puedes conseguirla por menos de $4. Podemos usar la carne que del pollo entero que compramos (como describí en el párrafo anterior) y hacer ocho emparedados o más. La cantidad masiva de dinero que ahorramos en una semana, o un mes, o un año, con seguridad podría ser añadido a un plan de retiro temprano.

Confía en mí... cocinar comidas en casa puede ahorrarnos TONELADAS de dinero. Además, cocinar en casa tiene más beneficios que sólo ahorrar; nos nutre física y emocionalmente y reúne de nuevo a la familia para comer juntos. Así que, ¡vamos! Ahorra algo de dinero y mantén tu salud. Ahora, ¡es el momento de tomar un delantal y comenzar a cocinar!

Capítulo 7

DE LAS GACHES A LA PROSPERIDAD

No hay 'pero' que valga: el desayuno es la comida más importante del día. Si tu objetivo es invertir sabiamente en tu cuerpo, es imprescindible que tengas tiempo para un desayuno nutritivo. Me doy cuenta de que puedo sonar como una esposa o mamá gruñona, no me importa. Las madres y las esposas (y los padres y otros cuidadores) saben por instinto que sus seres queridos necesitan una adecuada alimentación para comenzar el día. Si eres el estadounidense moderno que por lo general sale corriendo de la casa sin desayunar ¡es el momento de que te sientes sobre tu trasero y escuches!

"Desayuno" significa, literalmente, romper el ayuno. Cuando dormimos por la noche, estamos en ayuna (no comemos alimentos) y no movemos los músculos de manera consciente, lo que provoca una disminución de la temperatura de nuestro cuerpo[29]. Por la mañana, lo mejor es romper el ayuno con algo caliente para ayudar a calentar el cuerpo y poco a poco ponerlo en movimiento (velocidad metabólica). Comer algo frío o con hielo (piensa en batidos helados o cereales con leche fría) requiere un esfuerzo extra del cuerpo para avivar nuestro fuego digestivo. Con el tiempo, comer constantemente alimentos congelados o fríos en la mañana puede agotar las reservas de energía. Comer alimentos fríos en el desayuno es lo que los estadounidenses hacen con más frecuencia.

Tradicionalmente, muchas culturas en todo el mundo solían comer gachas suaves calientes o atoles y una variedad de sopas o congees a base de arroz cocido, maíz, centeno y otros cereales combinados con agua, leche de origen animal, o leche de coco para el desayuno. Algunas opciones de desayuno más contundentes incluían huevos, tocino y salchichas. Y, en una nota más ligera, té caliente o café con pan de grano entero y mantequilla era otra manera sencilla de empezar el día.

---

[29] http://www.anti-aging-guide.com/34bodytemp.php

A continuación se muestra una breve descripción de algunos desayunos tradicionales de todo el mundo:

África - gachas fermentadas llamadas Ogi, hechas de maíz y leche.

América del Sur - tortillas (pan plano hecho de maíz o trigo), arepas (pan de maíz), carne, frijoles, café, pan con mantequilla.

Birmania - arroz frito con guisantes hervidos, 'naan' (pan plano de harina blanca), o chapatis frito (trigo sin levadura de grano entero o pan de mijo).

China – congee (sopa de arroz), huevos salados, panecillos al vapor con carne o verduras, sopa y té caliente.

Dinamarca – huevos suaves hervidos, pan caliente con mantequilla o queso. **Escandinavia** - gachas de granos enteros, huevos, embutidos, pan de grano entero.

Escocia – papilla de granos enteros, avena, huevos pasados por agua.

Estados Unidos - sémola de maíz, harina de avena, gachas de granos, huevos, tocino, jamón, papas fritas, bizcochos calientes, o pan de grano entero con mantequilla.

Grecia - café, spanakopita (pastel de queso y espinaca), bougatsa (queso, y carne picada envueltos en masa de hojaldre).

Filipinas - arroz frito con ajo y huevos revueltos.

India - arroz al vapor con leche de coco (Ganji), arroz fermentado con dal (hecho a base de lentejas u otras legumbres), panes calientes con mantequilla fresca y té.

Japón - okayu (arroz hervido en 5 veces la cantidad de agua), huevos, encurtidos, miso, mariscos, té caliente.

Pakistán - nihari (guiso de carne de res o cordero) se come con pan naan y mantequilla.

Reino Unido de Gran Bretaña e Irlanda – gachas de granos, huevos, tocino, pudín negro (salchichas preparadas con sangre hervida de animal - *esto también es un placer en el desayuno favorito de los vampiros*).

Rusia – kasha, huevos, carnes, panes de grano entero con mantequilla, avena.

Tailandia - Jok, un plato de arroz hervido con pescado, pepinillos, o carne de cerdo seca picada.

Parece que en todo el mundo, el desayuno caliente era un paso importante para comenzar el día. Incluso en los cuentos de hadas,

"Ricitos de Oro y los Tres Osos" tenían un tazón de gachas calientes en el menú de la mañana. Estos tipos de alimentos para el desayuno ponen alerta nuestro sistema digestivo para la absorción y asimilación de nutrientes.

Más o menos en los últimos cien años, hemos alterado radicalmente el tradicional comienzo caliente de la mañana y ahora comenzamos el día con exactamente lo contrario: batidos congelados, cereales duros con leche fría, o peor aún ... se saltan el desayuno completamente. ¡Oh cielos! Esto puede ser una receta para el desastre.

Los tipos de desayuno que elegimos, bien nos pueden ayudar en el inicio del día o hacer que nos arrastremos de nuevo a la cama. Y, para aquellas personas que sufren de trastornos digestivos (Crohn, colitis, IBS, etc), un cereal frío en el desayuno ¡puede hacerlos arrastrar derecho hasta el hospital más cercano! ¿Cómo diablos puede un desayuno con pequeñas hojuelas inocentes hacer tanto daño?

Los cereales en hojuelas fueron creados originalmente por Will Keith Kellogg. "En 1894, Kellogg estaba tratando de mejorar la dieta de los pacientes de hospitales. Estaba buscando un sustituto digerible del pan mediante el proceso de ebullición del trigo. Kellogg dejó accidentalmente una olla de trigo hervido en reposo y cuando el mismo se templó, se ablandó. Cuando Kellogg amasó el trigo templado o ablandado y dejó que se secara, cada grano de trigo se convirtió en una hojuela fina de gran tamaño. Las hojuelas resultaron ser un cereal delicioso"[30]. Las hojuelas de cereales siguen teniendo la forma en que Kellogg las creó originalmente y todavía pueden ser una opción nutritiva. Sin embargo, por la forma en que se procesan hoy día son un camino directo a originar enfermedades. "Los cereales de desayuno en cajas están hechos mediante un proceso de extrusión, en el que las pequeñas hojuelas y figuritas se forman al estar en una temperatura y presión extremadamente elevadas. El proceso de extrusión destruye muchos nutrientes valiosos en los granos, hace que el aceite frágil se ponga rancio y hace que ciertas proteínas se vuelvan tóxicas"[31]. Comenzar el día con aceite rancio y proteína tóxica no es conveniente o apetecible.

En aras de la comodidad y el tiempo, los cereales fríos en cajas

---

[30] http://inventors.about.com/library/inventors/blcereal.htm
[31] Nourishing Traditions, By Sally Fallon, New Trends Publishing 2001, p. 454

74

tomaron el lugar de cálidas papillas caseras de grano entero. Esta adquisición no saludable puede haber ocurrido cuando las mujeres dejaron de cocinar en la cocina y comenzaron a trabajar fuera del hogar. Sin mamás que cocinen desayunos, los niños y los hombres fueron abandonados a su suerte. Nuestros seres queridos necesitan orientación nutricional, y ciertamente no la van a conseguir leyendo la parte posterior de una caja de cereales altamente procesados.

Recientemente, un cliente vino por orientación nutricional. Durante su sesión le recomendé un programa que incluía muchos tipos de alimentos incluyendo "granos enteros".

Cuando le mencioné los granos enteros, se entusiasmó, se sentó derechito en su silla y dijo: "¡Eso es genial! Yo como granos enteros cada mañana".

"¿En serio? ¿Qué comes?", le pregunté.

Él sonrió y dijo, "Cheerios".

"Bueno," – dije – "eso es genial... y tienes la idea correcta, pero... tal vez no es el producto adecuado. Los Cheerios no son realmente un grano entero.

"¡Oh, sí que lo son!" – replicó. "En la caja lo dice".

Y tenía razón. Así lo dice en la caja. Los fabricantes de cereales para el desayuno han comenzado a agregar las palabras "granos enteros" en el envase para hacerlos parecer como una mejor opción de alimentos. Pero, en realidad no lo son. En una visita reciente al supermercado, descubrí que Lucky Charms, Cocoa Puffs y Cookie Crisp (y muchos otros cereales altamente procesados) están marcados con la frase "**Granos enteros – Garantizado**" en la etiqueta. Además de ser un primo muy lejano - uno que una vez fue execrado de la familia de los granos enteros, los ingredientes que hacen a Lucky Charms "mágicamente delicioso" son muchos tipos de azúcar, jarabe de maíz y dextrosa (más azúcar). Y, en cuanto a consumir Cocoa Puffs y Cookie Crisp... bueno... digamos que creo que son el equivalente a "crack en caja". El índice glucémico en estos y otros cereales para el desayuno azucarados y altamente refinados es tan alto que puede hacer que niños (y adultos) reboten contra las paredes, sean incapaces de concentrarse en la escuela o el trabajo y deban ser dopados con drogas que controlen el desorden de déficit de atención.

Muchos de estos cereales duros y fríos para el desayuno pueden inhibir el proceso de digestión y, eventualmente, provocar trastornos digestivos. Según la medicina china tradicional, el consumo excesivo de alimentos fríos, alimentos crudos y bebidas heladas debilita el bazo y contracta los intestinos, causando estancamiento de la sangre. La sangre es el combustible (alimento) para todo nuestro sistema. El estancamiento de la sangre pueden crear un caldo de cultivo para muchas enfermedades. Comer cereales fríos para el desayuno, una ensalada fría para el almuerzo y un yogur helado para el postre, como mucha gente lo hace, podría dar pie a graves problemas de salud.

Esto no quiere decir que nunca más comas cereal duro con leche fría o un batido en la mañana. Sólo trata de no comerlos diariamente. He descubierto que cuando los clientes hacen la transición de comer alimentos fríos a algo caliente y nutritivo para el desayuno, por lo general se sienten con más energía, menos hinchados y tienden a perder peso con facilidad.

Para aquellos de ustedes que salen de la casa en la mañana en una carrera loca sin haber desayunado - ¡ay caray! Es hora de relajarse y disfrutar de un plato caliente de gachas por la mañana, o al menos, sentarse con una taza de té acompañada de pan de granos enteros y una poquito de mantequilla. Saltarse el desayuno contribuye a elevar los niveles de cortisona, la hormona del estrés, y producir cambios de humor. También y se ha relacionado con las altas tasas de obesidad. Y chequea esto – saltarse el desayuno también se ha asociado con muchos otros malos hábitos: falta de ejercicio, el tabaquismo, adicción a la cafeína / drogas / y alcohol[32]. ¡Santas gachas de harina integral de Ricitos de Oro - imagínate eso! Correr fuera de la casa sin tomarte el tiempo para nutrir adecuadamente el cuerpo es un mal hábito que debe ser eliminado lo antes posible.

La Guía completa de Alimentación y Nutrición de la Asociación Americana de Dietética establece que el desayuno es imprescindible porque "el cerebro necesita una provisión fresca de glucosa, su principal fuente de energía, porque no tiene reservas almacenadas". Los estudios han demostrado que las personas que desayunan se desempeñan mejor, tanto en el trabajo como en la escuela, tienen una mejor actitud, mayor productividad, más fuerza y resistencia y mejor concentración y memoria[33]. ¡Wao! Esto significa que tenemos la

---

[32] http://www.medicalnewstoday.com/articles/4004.php
[33]

oportunidad de comenzar el día más inteligentes, más fuertes, más sanos, más centrados y aún más fabulosos. ¿Qué podría ser mejor que eso?

¡Levántate y brilla - es hora del desayuno!

http://books.google.com/books?id=1PTsJgQI7w0C&pg=PA235&lpg=PA235&dq=sk ippi ng + desayuno + estrés + hormona & source = web & ots = Bvt6k0oug9 y sig = bN33F-tKX0uiuyzAERjtzAeExIE & hl = es & sa = X & oi = book_result y resnum = 7 & ct = result # PPA23 5, M1

GACHAS PARA EL DESAYUNO

Gachas, no son más que los cereales calientes preparados con agua o leche y cocidos hasta que estén espesos, cremosos y deliciosos. Ablandar los granos hace que sean más digeribles. Cualquier grano se puede utilizar para hacer

gachas: maíz, trigo, centeno, avena, mijo, arroz, cebada, espelta, kamut, trigo sarraceno y farro. Puedes utilizar la receta a continuación con cualquier grano sobrante. Para estas gachas, yo utilizo sobras de arroz. Si no tienes el hábito de cocinar porciones grandes de comida de manera que tengas sobras de granos disponible, no te preocupes. En tu próxima excursión a la tienda de alimentos saludables o al mercado, compra granos partidos o cereales de granos enteros para el desayuno. Lee la lista de ingredientes para asegurarte de que sean realmente granos enteros y no cereales inflados en hojuelas. Puede decir granos enteros o granos partidos, sal y nada más. Algunos ejemplos que puedes comprar en la tienda incluyen la crema de trigo sarraceno, la crema de centeno, las gachas de granos múltiples, la crema de trigo y la crema de arroz. Sigue las instrucciones de la caja y podrás tener un plato caliente de gachas en 5 a 10 minutos, dependiendo del grano.

1 taza de arroz moreno cocido
2 tazas de agua (o leche)
2 cucharadas de pasas secas
Una pizca de canela

1 taza de nueces tostadas (ver
página siguiente)
2 a 3 cucharadas de yogur

Procedimiento:

1. En una olla mediana, pon a hervir el arroz, el agua, las pasas y la canela.
Reduce a fuego medio.
2. Tápala y cocina durante 7 a 10 minutos, o hasta que esté cremoso.
3. Retírala del fuego y sirve coronándola con nueces y yogur.

NUECES ASADAS

Para asar nueces o cualquier otro fruto seco:

1. Precalienta el horno a 350 ° F.
2. Coloca las nueces crudas sobre una bandeja para hornear.
3. Ásalas en el horno, moviendo la sartén de vez en cuando, de 8 a 10 minutos, o hasta que estén ligeramente doradas.

NUECES TOSTADAS

Para tostar las nueces en la parte superior de la estufa:

1. Calienta una sartén a fuego lento.
2. Coloca las nueces crudas en la sartén sin aceite.
3. Agita con cuidado o mueve las nueces con frecuencia para evitar que se quemen.
4. Las nueces se tornarán ligeramente doradas y liberarán una deliciosa "fragancia" cuando estén listas (aproximadamente 10 a 12 minutos).

CONGEE

En muchos países, existe una cierta variación en el congee (sopa de arroz (Jook, jok, Ganji, okayu) o las gachas de arroz chino (también conocido como **hsi-fan**) que tradicionalmente se comen en el desayuno. Si tienes el tiempo, intenta esta versión simple de la sopa de arroz que se prepara a partir de cero, comenzando con el grano entero (sin restos de grano cocido como se utiliza en la receta anterior). Algunas personas usan arroz y agua o leche de coco o la leche animal: de cabra, oveja, vaca o llama.

1 taza de arroz moreno de grano entero
5 a 6 tazas de agua o leche
1 cucharadita de sal marina

Procedimiento:

1. En una olla mediana, pon a hervir el arroz y el agua.
2. Añade la sal, tápalo y reduce la temperatura a fuego lento.
3. Cocina de 2 a 3 horas.

Complementos:

Durante la última ½ hora de la cocción, se pueden añadir más ingredientes, tales como:

Tofu
Carne
Pescado
Verduras
Algas
Nueces
Frutas
O cualquier cosa que creas que sería agradable para tu versión de sopa de arroz.

SOPA MISO DE SALMÓN

¿Sopa para el desayuno? Sí. Esta es una forma magnífica de comenzar el día. La sopa es cálida y suave para el sistema digestivo. Especialmente me gustan las sopas en el invierno, pero sin duda puedo despertar y sorberlas durante todo el año.

½ cebolla, pelada y cortada en medias lunas finas
2 a 3 tazas de agua o caldo de pescado
3 a 4 oz. (85 a 113 gr.) de salmón u otro pescado (puedes usar salmón enlatado)
2 hojas de col rizada, cortada en trozos pequeños
1 cucharada de miso dulce por taza de agua
2 a 3 cebolletas picadas en trocitos

Procedimiento:

1. En una olla mediana, pon a hervir la cebolla y el agua.
2. Redúcelo a fuego medio.
3. Agrega el pescado y la col rizada, y cocínalo tapado, de 2 a 3 minutos.
4. Diluye el miso en una pequeña cantidad de agua (puedes usar agua de la cocción de la olla) y añádelo a la sopa.
5. Continúa la cocción a fuego lento por 2 a 3 minutos.
6. Vierte en tazones individuales y decora con las cebolletas.

AVENA Y ALMENDRAS

Hay muchas opciones deliciosas de avena: avena de granos enteros, avena de granos partidos y avena en hojuelas. La avena de granos enteros dura para cocinarse aproximadamente tres horas, por lo que no es ideal para una persona ocupada. La avena en hojuelas es más rápida. Se necesitan de siete a diez minutos y la avena de granos partidos se cocina entre unos veinte y treinta minutos. Mi padre me enseñó esta versión de cocción rápida de avena de granos partidos, que también se conoce como la avena de corte de acero. Antes de acostarte, pon a hervir la avena y el agua, luego se apaga el fuego y se deja reposar durante toda la noche. La avena se remoja en el agua caliente y se cocina por la noche mientras duermes. Por la mañana, todo lo que tienes que hacer es subirle la temperatura por 2 a 3 minutos. ¡Buenísimo! Parece que papá no sólo es guapo, generoso, ingenioso y muy simpático ¡también es un genio!

1 ¾ tazas de agua
½ taza de avena de granos partidos
una pizca de sal marina
¼ taza de arándanos secos
Una pizca de canela
¼ taza de almendras fileteadas, asadas
¼ taza de leche de almendras

Procedimiento:

1. En una olla mediana, pon el agua y la avena hasta que hierva.
2. Tapa la olla y apaga el fuego.
3. Deja que la avena y agua caliente se asienten tapadas durante la noche.
4. Por la mañana, agrega la sal, los arándanos y la canela.
5. Ponla de nuevo a fuego alto y déjala hervir.
6. Tápala y cocina a fuego medio por 2 a 3 minutos.
7. Sírvela aderezada con almendras y leche de almendras.

DELICIOSA AVENA CON SALCHICHAS

Muchas personas comienzan su día con avena "dulce" u otros cereales de granos endulzados. Esta receta es el para tipo de personas que le gusta "El Sabor".

1 ¾ tazas de agua
½ taza de avena
1 cucharada de mantequilla
Una pizca de canela
Una pizca de sal marina
1 cucharadita de aceite de oliva u otras grasas
Una tira de salchichas de cerdo, pollo o pavo cortada en cubitos
1 cucharada de chucrut u otro tipo de alimento en escabeche
Perejil picadito

Procedimiento:

1. En una olla mediana, pon el agua, la avena, la mantequilla, la sal y la canela, hasta que hiervan.
2. Reduce a fuego lento, tápalo y cocínalo de 6 a 8 minutos.
3. Mientras la avena se cocina, en otro sartén calienta el aceite de oliva y añade la salchicha cortada en cubitos.
4. Cocina la salchicha de acuerdo a las instrucciones del paquete.
5. Coloca la avena en tazones individuales y agrégales la salchichas y el chucrut.
6. Adórnalo con el perejil.

FASCINATES ENRROLLADOS DE AVENA

Me encanta la avena en la mañana. Tal vez es mi herencia escocesa, inglesa e irlandesa, o tal vez es sólo porque es placentera y deliciosa. Muchos clientes me han dicho que "no soportan la avena - ¡Guácala!" La tildan de aburrida y sosa. Por supuesto que lo es ... si se consume sin ningún tipo de sabrosas municiones. Les aconsejo a los clientes aderezar su avena. Es similar a la forma en que mágicamente se transforma un vestido negro aburrido en un atuendo fabuloso: añades una pulsera de brillantes, un collar coqueto, un broche de brillantes y un magnífico par de tacones altos de color rojo de plataforma. ¡Preciosa! ¡Cuánta diferencia pueden hacer los accesorios! Si deseas que tu avena sea fabulosa, debes vestirla con accesorios llenos de sabor.

1½ tazas de agua
1/3 taza de avena en hojuelas
Una pizca de sal marina
½ manzana o pera, sin corazón y cortadas en cubitos
(mejor si es en el invierno) o ¼ taza de arándanos frescos o
moras (en el verano)
¼ taza de yogur, leche de almendras u otro tipo de leche
1 cucharada de jarabe de arce
1/3 taza de nueces o frutos secos, tostados
¼ de taza de semillas de girasol, tostadas

Procedimiento:
1. En una olla mediana, pon el agua y la avena hasta que hierva. Agrega la sal.
2. Durante los meses fríos, agrega una manzana o una pera y cocínala con la avena a fuego medio por 7 a 10 minutos. En los meses más cálidos, cocina la avena de 7 a 10 minutos y agrégale bayas frescas al final de la cocción.
3. Mezcla el jarabe de arce y el yogur y pon una cucharada o dos en la parte superior de la avena. Adórnala con nueces y semillas tostadas crujientes.

No sólo harás que la avena suave y aburrida sea ahora más apetecible, sino que también le añadirás otras propiedades saludables que contienen las nueces y frutas. Y tendrás texturas interesantes (cremosa y crujiente), más sabor y dulzura sensual. ¡Ooh la la!

HUEVOS ESCALFADOS

Los pobres e inocentes pequeños huevos fueron golpeados tan mal a inicios de la década de los 80 durante la locura de la tendencia de libre de grasa, bajo en grasa y eliminar el colesterol. En ese momento, los investigadores nos informaron que el colesterol y la grasa de la yema del huevo eran malos para nuestra salud. La investigación actual demuestra que la yema, alguna vez temida, es en realidad ¡la parte más sana del huevo! Las yemas contienen luteína y zeaxantina (ambos poderosos sanadores de las carotenoides), lecitina (un ácido graso esencial) y vitaminas A, D, E y K. Tuve una cliente que consumía tres claras de huevo para el desayuno y no podía entender porqué tenía intensos antojos de grasa en la tarde. Ella confesó que algunas veces se comió un tercio de un frasco de mantequilla de maní ¡en una sola sentada! ¡Oh, Dioses! Le sugerí que comiera uno o dos huevos enteros (con la yema del huevo) en lugar de claras de huevo solamente. A los pocos días, sus antojos por grasa habían disminuido, y al final de la semana, habían desaparecido por completo. Moraleja de la historia: ¡come el huevo entero! Si no lo haces, el cuerpo naturalmente, buscará grasa en otras partes. La receta a continuación es mi manera favorita de comer huevos. Es rápida y sencilla.

Pan integral (una rebanada por huevo)
2 a 3 tazas de agua
1 cucharadita de sidra de manzana blanca destilada o sidra de arroz moreno u otro vinagre de color claro
1 o 2 huevos por persona
Mantequilla
Sal marina
Pimienta negra recién molida

Procedimiento:

1. Pon el pan en el tostador o en el horno.
2. En una olla pequeña, pon a hervir el agua.
3. Agrega el vinagre.
4. Reduce el fuego a medio-bajo.
5. Rompe el huevo en un tazón pequeño.
6. Suavemente coloca el huevo del tazón en el agua.

7. Cocínalo por tres minutos para un huevo blando, y de cuatro o cinco minutos para un huevo duro.
8. Pon mantequilla a la tostada y colócalo en un plato.
9. Usa una cuchara con ranura u otro utensilio para levantar suavemente el huevo de la agua.
10. Coloca el huevo sobre el pan tostado con mantequilla y espolvorear con sal y pimienta al gusto.

Los huevos son una fuente excelente de grasa y proteína concentrada y pueden satisfacerte a plenitud. Si se comen en exceso, a veces, los huevos (como con cualquier otro alimento) pueden congestionar nuestros sistemas, lo que contribuye al estancamiento del hígado o la vesícula biliar. Yo siempre sugiero a los clientes comenzar con un huevo y luego determinar si quedan con hambre después. Si lo están, es fácil preparar un segundo huevo o un tercero, en un lapso de tres a cinco minutos o menos.

HUEVOS REVUELTO CON VERDURAS

Cuando mis sobrinos vienen a visitarme, hacemos huevos revueltos en la mañana. Yo suelo añadirles verduras y hierbas frescas picadas a los huevos, y lo creas o no ... una o dos de esas "temidas" verduras de forma accidental entran en sus pequeños sistemas digestivos. ¡Eso hace a esta tía muy feliz!

1 cucharada de aceite de oliva u otra grasa (grasa de pollo, mantequilla)
¼ taza de flores de brócoli blanqueadas (para blanquear, simplemente échalas en agua hirviendo durante 1 a 2 minutos y luego drénales el agua)
2 cebolletas picadas en trocitos
1 cucharada de mantequilla
1 ó 2 huevos por persona, batidos
Sal marina
¼ taza de queso cheddar de leche cruda
Pimienta negra recién molida

Procedimiento:
1. Calienta el aceite en una sartén y saltea el brócoli y las cebolletas en el aceite durante 1 a 2 minutos.
2. Agrega la mantequilla a la misma sartén con las verduras.
3. Agrega los huevos y una pizca de sal marina.
4. Reduce el fuego a medio-bajo.
5. A medida de que la textura del huevo se va haciendo firme, usa una cuchara o espátula de madera para empujar el huevo desde los lados de la sartén.
6. Continúa empujando el huevo de los lados de la sartén hacia el centro hasta que los huevos estén firmes, pero todavía húmedos.
7. Sirve con queso rallado y pimienta.

Utiliza las verduras que te gustan para ayudar a aumentar las propiedades beneficiosas de los huevos. O bien, no utilices ninguna verdura. Los huevos son muy saludables exactamente en la forma en que son, sin las verduras... simplemente no se lo digas a mis sobrinos.

Variaciones de huevos revueltos con hortalizas:

- Saltear trozos de pimiento rojo y cebolla picada en lugar de usar ramos de brócoli blanqueados.
- Saltea chalotes picados, jamón cortado en cubitos y queso suizo rallado.
- Saltea puerros picados y champiñones en rodajas.
- Adorna con cebolletas picadas u otras hierbas aromáticas frescas.

POLENTA CREMOSA Y HUEVOS FRITOS

Esta opción de desayuno puede tomar un poco más de tiempo que un desayuno normal (alrededor de 30 minutos), ¡pero vale la pena!

1 ¾ tazas de agua
½ taza de polenta
Sal marina
2 cucharadas de mantequilla
Aceite de oliva
2 huevos (1 por porción)
Pimienta negra recién molida

Procedimiento:

1. En una olla mediana, pon a hervir el agua.
2. Agrega la polenta, un cuarto de cucharadita de sal y mantequilla.
3. Coloca la olla a fuego lento. Cocina la polenta, revolviendo ocasionalmente, durante 25 minutos o hasta que esté espesa y cremosa.
4. En una sartén, calienta el aceite a fuego medio.
5. Parte los huevos en un tazón y agrégalos gentilmente a la sartén, manteniendo las yemas intactas.
6. Espolvorea con una pizca de sal y pimienta sobre cada huevo.
7. Cocina los huevos hasta que estén ligeramente dorados y crujientes alrededor de los bordes.
8. Coloca la polenta en platos individuales y coloca un huevo frito en el tope.

Capítulo 8

INVIERTE EN UN BUEN CALDO

¿Alguna vez has escuchado la expresión "él (o ella) viene de buen caldo"? Esto significa que ese individuo viene de una familia con excelentes condiciones físicas que incluyen una salud vibrante, huesos fuertes y buenos dientes. Tu constitución es la fortaleza con la que naces y ha pasado a ti de tus ancestros. Si tu constitución es fuerte, puedes agradecérselo a tus padres, abuelos, tatarabuelos y todos tus ancestros por sus sabias elecciones en cuanto a estilo de vida y alimentación. Por otra parte, si tu constitución es pobre y eres propenso a enfermedades crónicas y te cansas con facilidad, ¡tienes permiso para abofetear a tus parientes en la próxima reunión familiar!

Una constitución fuerte es una de las muchas razones por la que la abuela Moses o el tío George (George Burns, así es) podían beber y fumar en exceso y festejar hasta que las vacas volvieran a casa y, aún así vivir hasta la edad madura de los 101 años con muy pocas o ninguna consecuencia. Esas personas están viviendo la fuerza de su linaje ancestral.

Desafortunadamente, muchas personas más jóvenes están desarrollando enfermedades crónicas y otras debilidades a edad temprana. Esto significa, que con el paso de varias generaciones, estamos creciendo cada vez más débiles. Nuestro "buen caldo" está cayendo en picado mientras que enfermedades y diversas afecciones van en aumento. Para compensar este desequilibrio, necesitamos invertir en buen caldo, literalmente.

El caldo es el líquido dorado creado de la alquimia de cocinar huesos de animales. Nuestros ancestros no desperdiciaban los recursos naturales, pues la comida era a veces escasa. Utilizaban cada parte del anima y no sólo los cortes de primera calidad. Huesos, patas y hasta los desechos eran hervidos en agua, creando un líquido rico en vitaminas y minerales. De forma interesante, el folklore en muchas culturas hace alusión al caldo de huesos como la panacea para curar cualquier enfermedad o dolencia. Era utilizado tradicionalmente para curar gripes, resfriados, problemas digestivos, pérdida de hueso, dolor en las coyunturas, trastornos de la piel, debilidad muscular, deficiencia sanguínea y muchos otros malestares[34].

Mi padre creció en Estados Unidos durantes la gran depresión en los 1900. Me contó una historia sobre cómo su madre solía alimentar a la familia entera (cinco niños y dos adultos) con muy poco dinero. Ella iba a la carnicería y compraba huesos – sólo huesos, nada de carne – por algunos centavos. Luego, compraba una cabeza de repollo y un par de papas. Con esos tres ingredientes, más agua, hacía una sopa. Esa simple sopa de hueso y vegetales no sólo alimentaba a la familia, así podrían sobrevivir a la depresión, sino que los mantuvo bastante saludables y fuertes.

El caldo contiene una gran riqueza de nutrientes que incluyen gelatina, el tuétano, cartílago, colágeno, aminoácidos, minerales y oligoelementos. Además de ser beneficioso a nivel nutricional, el caldo posee un sabor delicioso sabor que persiste seductoramente en lengua y es, por lo tanto, utilizado en muchas cocinas profesionales como base para sopas y salsas.

Uno de los atributos más asombrosos de este súper nutritivo líquido es que se puede preparar prácticamente sin esfuerzo alguno. No es broma. Una vez que adquieras los huesos, la preparación consiste en combinarlos con agua, vegetales y condimentos; luego, dejarlo cocinar a fuerzo lento por algunas horas sin tener que vigilar la condenada olla. Si la idea de dejar cocinando el caldo por horas sobre la estufa te pone nervioso, comprar una olla de cocimiento lento podría ser una decisión inteligente. Una olla de este tipo cocina tu comida, sin tener que vigilarla, por diez o doce horas y se apaga automáticamente cuando termina. Cocinaremos en ollas de cocimiento lento en el capítulo titulado *La Olla de oro*. La parte de mayor trabajo de todo el proceso de hacer caldo es conseguir los huesos y las otras partes (como las patas) al principio y envasarlo para guardarlo al final. El caldo debe ser colado, enfriado, desgrasado y colocado en envases resistentes para el congelador.

Confía en mí – hacer un sabroso caldo de hueso una o dos veces al mes es bien digno de tu tiempo y esfuerzo. Tú y tu familia sentirán los beneficios hasta los huesos. Algunas personas gastan cientos (incluso miles) de dólares en suplementos de glucosamina y condroitina para ayudar a sanar sus problemas de artritis y de huesos. El caldo contiene esos mismos elementos de manera orgánica.

---

[34] http://findarticles.com/p/articles/mi_m0ISW/is_259-260/ai_n10299306/pg_1

Incrementar el "buen caldo" de tu familia comienza con la compra de un animal completo (puede ser pollo, pato, pavo, faisán, pescado, vaca, cabra, cordero, puerco jabalí o venado). Mis amigos Jeannie y Anthony DelGreco y otras dos familias compraron una vaca entera y luego la hicieron cortar y la repartieron entre ellos. Esa es una manera inteligente de comprar comida. Reduce el gasto de compra de carne considerablemente y puede alimentar algunas familias. Si tienes espacio o un congelador adicional, para ahorrar dinero, piensa en la posibilidad de comprar animales enteros. La mayoría de las personas (incluyéndome) puede que no tengan el espacio para comprar y guardar una vaca entera o cualquier otro animal grande.

Te sugeriría comenzar con animales más pequeños como pato, pavo, pollo, faisán, conejo y pescado.

La manera más efectiva a nivel de costo de usar un animal es **cortarlo por ti mismo**. Cortar un pollo, o cualquier otro animal, requiere cierta habilidad y un cuchillo afilado. Si nunca ante has deshuesado un animal, te recomendaría que tomes una clase en una escuela de cocina local o simplemente observa cómo lo hacen en la Internet o en un video. Gracias a la Internet, existen, literalmente, cientos de expertos/chefs que enseñan a los observadores cómo cortar un animal de manera segura y eficiente. ¡Incluyéndome a mí! Hay un video en mi página web (Andreabeaman.com/health) llamado *Cortando el pájaro* (*Breaking Down the Bird*) que te muestra el proceso paso a paso.

Si *no* tienes el tiempo o el deseo de sentarte a ver un video o aprender una nueva habilidad, no sufras por eso. Compra un animal criado de forma natural en el supermercado local y pídele al carnicero o al pescadero que te lo corte. Es posible que te cueste un poco más, pero saldrás adelante.

Dile al carnicero o al pescadero que quiere TODAS (o la mayor parte) de las piezas: huesos, grasa, piel, patas, esqueleto y los órganos internos más predominantes (hígado, corazón, cuello y menudo) Para animales más grandes como cordero, puerco y vaca, te sugeriría comprar piezas pequeñas, o huesos o patas solamente, en lugar del animal entero. Prueba hacer caldos con el tuétano, huesos, huesos de los nudillos, patas, cuello, piernas o cola. La mayoría de los mercados venden estas partes de los animales a un mínimo costo.

Otra manera de poner tus manos en algunos nutritivos huesos es guardándolos de la comida que ya te hayas comido. ¿Cuántos de nosotros no se sientan a comer, devoramos la carne y botamos los huesos? Yo sé que yo solía hacerlo – antes de convertirme en una conocedora de caldos. Cada vez que comas fuera en un restaurante o compres carne cocida con el hueso (ossobuco, pierna asada de cordero, patas o alitas de pollo, pato asado, pollo rostizado y pescado frito entero) son alguna oportunidades de obtener huesos. No sea penoso, pide una bolsa o cajita "para el perro". Has pagado por la comida (incluyendo los huesos) y puedes, ciertamente, llevártelos contigo. Si te sientes avergonzado, dile al mesonero que los huesos son para tu precioso perrito Fido o para tu gatico Twinkles.

Puedes guardar los huesos de forma segura en el congelador en una bolsa o un recipiente por algunos meses y usarlos cuando hayas acumulado suficientes (de 1 a 3 libras – casi 1.5 kilos) Mientras más huesos y otras menudencias logres recolectar, más rico será tu caldo. No se puede ocultar: un caldo hecho en casa es fuente de buena nutrición.

Las recetas para caldos en este capítulo son básicas y sencillas. También puedes asar los huesos antes de ponerlos a hervir para que obtengan un sabor más profundo. He incluido una receta de caldo de vegetales porque, aunque los caldos de vegetales no contienen la proteína, colágeno y aminoácidos del caldo de huesos, sí que contienen vitaminas y minerales y pueden resaltar el sabor de las comidas. También he incluido una versión para preparar caldo en una olla de cocimiento lento.

Es hora de llamar a los accionistas de tu compañía (me refiero a los miembros de tu familia) y les informes que su caldo ¡está a punto de ponerse mejor!

CALDO BÁSICO DE POLLO

- *Huesos de un pollo campero (incluye armazón, cuello, alas, patas, etc.) cerca de 1 a 2 libras (1 kilo)*
- *6 a 7 cuartas (4.75 litros) de agua*
- *2 cebollas, peladas y cortada en cuartos*
- *3 zanahorias picadas*
- *3 a 4 ramitas de tomillo fresco o 1 cucharadita del seco*
- *¼ manojo de perejil fresco con sus tallos*
- *1 cucharada de granos de pimienta enteros*

Procedimiento:

1. Pon a hervir los huesos en una olla grande con agua.
2. Quita la espuma que se forma inicialmente en la superficie de la olla y deséchala.
3. Agrega las cebollas, las zanahorias, el tomillo, el perejil y los granos de pimienta.
4. Déjalo hervir.
5. Reduce el calor y tápalo.
6. Cocina por 4 a 10 horas. Mientras más cocines el caldo, más concentrado se pondrá.
7. Cuela el líquido y desecha los huesos y los vegetales.
8. Coloca el caldo en el refrigerador y deja que la grasa se coagule durante la noche.
9. Quita la grasa (la grasa del pollo se le llama musiquilla) Puedes bien botar la grasa o utilizarla para freír. Las grasas saturadas animales tienen un punto de ahumado más alto que los aceites vegetales, de nueces o semillas y no se oxidan tan fácilmente.
10. Vierte el caldo desgrasado en recipientes seguros para el congelador, pero NO los llenes hasta el tope – el caldo se expande mientras se congela.
11. Puedes mantener el caldo en el congelador hasta por 3 meses.

CALDO DE PATO

- *Huesos de un pato campero (incluye armazón, cuello, alas, etc.) cerca de 1 libra (1/2 kilo)*
- *6 cuartas (4.5 litros) de agua*
- *1 cucharada de mantequilla (opcional)*
- *1 taza de vino tinto*
- *2 cebollas, peladas y cortada en cuartos*
- *3 zanahorias picadas*
- *6 a 8 ramitas de tomillo fresco o 1 cucharadita del seco*
- *¼ manojo de perejil fresco*
- *1 cucharada de granos de pimienta enteros*
- *1 hojita de laurel*

Procedimiento:

1. Pon a hervir los huesos en una olla grande con agua.
2. Quita la espuma que se forma inicialmente en la superficie de la olla y deséchala.
3. Agrega la mantequilla, el vino, las cebollas, las zanahorias, el tomillo, el perejil, los granos de pimienta y la hoja de laurel.
4. Déjalo hervir.
5. Reduce el calor, tápalo y cocina por 6 a 12 horas. Mientras más cocines el caldo, más concentrado se pondrá.
6. Cuela el líquido y desecha los huesos y los vegetales.
7. Coloca el caldo en el refrigerador y deja que la grasa se coagule durante la noche.
8. Quita la grasa -- Puedes bien botar la grasa o utilizarla para freír. Las grasas saturadas animales tienen un punto de ahumado más alto y son mejores para freír y hornear.
9. Vierte el caldo desgrasado en recipientes seguros para el congelador, pero NO los llenes hasta el tope – el caldo se expande mientras se congela.

CALDO DE PAVO

- *Huesos de un pavo campero (incluye armazón, cuello, alas, etc.) cerca de 2 libras (1 kilo)*
- *6 a 7 cuartas (4.75 litros) de agua*
- *2 cebollas, peladas y cortada en cuartos*
- *2 tallos de céleri picaditos*
- *3 zanahorias picadas*
- *3 a 4 ramitas de tomillo fresco o 1 cucharadita del seco*
- *¼ manojo de hojas de salvia fresca o ½ cucharadita de la seca*
- *1 cucharada de granos de pimienta enteros*

Procedimiento:

1. Pon a hervir los huesos en una olla grande con agua.
2. Quita la espuma que se forma inicialmente en la superficie de la olla y deséchala.
3. Agrega las cebollas, el céleri, las zanahorias, el tomillo, la salvia y los granos de pimienta.
4. Déjalo hervir.
5. Reduce el calor, tápalo y cocina por 6 a 12 horas.
6. Cuela el líquido y desecha los huesos y los vegetales.
7. Coloca el caldo en el refrigerador y deja que la grasa se coagule durante la noche.
8. Quita la grasa -- Puedes bien botar la grasa o utilizarla para freír.
9. Vierte el caldo desgrasado en recipientes seguros para el congelador, pero NO los llenes hasta el tope – el caldo se expande mientras se congela.
10. Puedes guardar el caldo en el congelador hasta por 3 meses.

CALDO DE RES

- *2 libras (1 kilo) de nudillos, tuétano, huesos de las patas u otros huesos*
- *6 a 7 cuartas (4.75 litros) de agua*
- *2 cebollas, peladas y cortada en cuartos*
- *3 zanahorias picadas*
- *2 tallos de céleri picaditos*
- *2 dientes de ajo pelados*
- *¼ manojo de perejil fresco*
- *2 hojas de laurel*
- *1 cucharada de granos de pimienta enteros*

Procedimiento:

1. Pon a hervir los huesos en una olla grande con agua.
2. Quita la espuma que se forma inicialmente en la superficie de la olla y deséchala.
3. Agrega las cebollas, las zanahorias, el céleri, el ajo, el perejil, las hojas de laurel y los granos de pimienta.
4. Déjalo hervir, luego reduce el calor, tápalo y cocina por 6 a 10 horas.
5. Cuela el líquido y desecha los huesos y los vegetales.
6. Coloca el caldo en el refrigerador y deja que la grasa se coagule durante la noche.
7. Quita la grasa (la grasa de la carne de res se llama cebo) -- Puedes bien botar la grasa o utilizarla para freír. El cebo, el cual es grasa saturada, tiene un alto punto de ahumado y no se oxida con facilidad.
8. Vierte el caldo en recipientes seguros para el congelador, pero NO los llenes hasta el tope – el caldo se expande mientras se congela.
9. Puedes guardar el caldo en el congelador hasta por 3 meses.

CALDO BÁSICO DE VEGETALES

- *1 cucharada de aceite de oliva*
- *2 cebollas grandes, peladas y cortada en cuartos*
- *3 zanahorias picadas*
- *2 tallos de céleri con sus hojas*
- *1 puerro, limpio y cortado en ruedas (tanto la parte blanca como la verde)*
- *2 a 3 dientes de ajo pelados*
- *¼ manojo de perejil fresco*
- *5 a 6 ramitas de tomillo*
- *2 hojas de laurel*
- *1 cucharadita de sal marina*
- *6 a 7 cuartas (4.75 litros) de agua*

Procedimiento:

1. Calienta el aceite en una olla de 2 litros a fuego medio alto.
2. Agrega las cebollas, el céleri, las zanahorias, el puerro y el ajo.
3. Cocina hasta que los vegetales estén ligeramente marrones.
4. Agrega las hierbas, sal y agua; ponlo a hervir.
5. Tápalo y déjalo cocinar a fuego lento de 1 a 2 horas.
6. Cuélalo y está listo para ser usado o deja enfriar y guárdalo en el congelador.
7. Si vas a congelarlo, deja aproximadamente 1 a dos pulgadas (5 centímetros) de espacio en relación a la tapa del recipiente para que el caldo se pueda expandir mientras se congela.

CALDO HECHO EN OLLA DE COCIMIENTO LENTO

Si te pones nervioso con la idea de dejar una olla sin vigilar en la estufa por muchas horas, compra una olla de cocimiento lento. Puedes hacer cualquiera de las recetas para caldo en una olla de este tipo haciendo sencillos ajustes. He usado un simple caldo de pollo como ejemplo.

CALDO BÁSICO DE POLLO

- *Huesos de un pollo campero entero (armazón, cuello, alas, etc.) cerca de 1 a 2 libras (1 kilo)*
- *4 a 5 cuartas (1 galón) de agua (dependiendo del tamaño de tu olla de cocimiento lento)*
- *1 cebolla, peladas y cortada en cuartos*
- *2 zanahorias picadas*
- *3 a 4 ramitas de tomillo fresco o 1 cucharadita del seco*
- *¼ manojo de perejil fresco*
- *1/2 cucharada de granos de pimienta enteros*

Procedimiento:

1. Pon a hervir los huesos en una olla grande con agua.
2. Quita la espuma que se forma en la superficie de la olla y deséchala.
3. Agrega las cebollas, las zanahorias, el tomillo, el perejil y los granos de pimienta y vuelve a hervir.
4. Retira del fuego y vierte el contenido de la olla en la olla de cocimiento lento.
5. Fija el tiempo de cocción por 10 a 12 horas o a temperatura baja y tápala.
6. Después de que la olla se apague automáticamente, cuela el líquido y desecha los huesos y los vegetales.

Capítulo 9

¡COMIDAS QUE FUNCIONAN!

Muchas personas temen entrar en la cocina. Se imaginan como esclavos atados a la estufa encima de los quemadores encendidos todo el día, toda la noche .... ¡Oh horror! Deja los miedos a un lado - hay maneras fáciles de ahorrar tiempo en la cocina. Es un error pensar que para preparar comida casera saludable necesitas una cantidad infinita de tiempo. No es así. Para hacer comidas que funcionan, sólo se necesita planificar un pequeño menú con anticipación y yo te puedo mostrar cómo hacerlo. También voy a ayudarte a ahorrar dinero mediante la enseñanza de cómo sacar el máximo provecho de tus compras saludables recientes.

Cuando por primera vez realicé la tarea de cuidarme a mí misma, también trabajaba a tiempo completo en la cadena de medios MTV. Mi horario por lo general era de 9:00 a.m. a 6:00 p.m. Para el momento en que llegaba a casa por la noche, ya eran las 7:00 p.m. o más tarde. Tenía que averiguar maneras de ahorrar tiempo, así que no iba a pasar la noche hirviendo y trabajando duro en la cocina.

Preparar una comida principal y utilizar las sobras para los días venideros me ayudó a reducir el tiempo en la cocina, ahorrar grandes cantidades de dinero y crear muchas comidas saludables hechas en casa durante el proceso. Si puedes encontrar el tiempo para destinar un par de horas una o dos veces por semana para cocinar una comida principal, tendrás una gran variedad de deliciosos alimentos disponibles que pueden nutrir y ayudar a tu hermoso cuerpo.

Si un par de horas a la semana son demasiado pesadas, no te preocupes. En mi fabuloso capítulo "¡Estrategias de estilo de vida de los sanos y fabulosos!", te voy a enseñar cómo tomar decisiones sabias cuando se come fuera - no cocines, solo ordena.

Cuando se trata de la preparación de alimentos, elige el día y la hora en que puedes crear el espacio y entrar en la cocina sin mayores distracciones. Recuerda, se trata de tomarse el tiempo para dos de las funciones más tradicionales y fundamentales de la vida: cocinar y comer. Apaga la televisión (a menos que me estés viendo como presentadora en uno de mis programas de cocina saludable). Es hora de

100

reconectarte con tu propia vida. Crear un estilo de vida que cree una salud vibrante puede ser fácil una vez que aprendas cómo sustituir el tiempo sin-acción, como ver la televisión, por el tiempo de acción consagrada a la cocina casera.

La liberación de tiempo y espacio para alimentar nuestros cuerpos se hace simple cuando reconocemos los viejos hábitos que ya no nos sirven y estamos abiertos y dispuestos a construir nuevas rutinas agradables. Así como los malos hábitos se crean con el tiempo, también se pueden crear mejores hábitos de estilo de vida. El cambio no ocurrirá en un día, es un proceso que toma tiempo. Y vale la pena todo el tiempo y la energía que inviertas en cualquier acto de auto-cuidado.

En las páginas que siguen, voy a recomendar varias ideas de menú y te diré cómo convertir las sobras en platos nuevos y emocionantes. De cada uno de estos menús, puedes preparar una, dos o tres comidas con lo que sobra – o cualquiera que sea tu capacidad para hacerlo.

La paciencia y la persistencia es imprescindible cuando se está aprendiendo un nuevo hábito. Piensa en ello... ¿cuántos de nosotros seríamos fumadores habituales si hubiéramos dejado el cigarrillo sin tener que volver a usarlo una y otra vez? Coge este libro de recetas y cocina las comidas una y otra vez y, eventualmente, podrás crear un hábito para mejorar tu salud.

Experimenta con los menús que llamen más la atención de tu cuerpo. Reemplaza los "pensamientos" de lo que se supone que quieres comer, y deja que tu cuerpo hable. Lo que sea que te esté pidiendo frijoles, cereales, pastas, pavo, pollo, pescado, carne o caldo de hueso, tu cuerpo es brillante y te guiará para comer exactamente lo que necesitas. Tu cuerpo es tu laboratorio personal y la cocina es donde puedes experimentar con los alimentos que pueden hacer que te sientas fuerte y saludable.

Uno de los motivos por lo que los animales en la naturaleza siguen siendo relativamente sanos y fuertes es porque no han leído ningún libro de dieta que recomienda las cantidades específicas de grasas, carbohidratos, proteínas, verduras y frutas para comer. Sus cuerpos simplemente les dicen, "Cómete esa hierba, cómete ese ciervo, cómete ese insecto, cómete la miel, cómete las bayas; pero no te comas las ranas de colores brillantes". Y ellos escuchan. Si no siguen sus instintos ... entonces ¡sayonara, pequeño!

Quiero subrayar una vez más que no tienes que preparar todo lo de los menús de las páginas siguientes. Esto puede ser abrumador,

especialmente si acabas de empezar. Yo sugeriría cocinar cualquiera de las comidas principales y utiliza las sobras para crear un nuevo plato al siguiente día o al otr
o día, o en cualquier momento durante la semana cuando tu agenda te lo permita. Guardando en recipientes herméticos los restos de comida de forma segura, se pueden utilizar de cuatro a cinco días después de su cocción inicial.

Cuando de utilizar las sobras se trata, deja que tus sentidos te guíen. Abre un recipiente con alimentos y huélelos. Si tu nariz se arruga hacia arriba y los retiras del cuerpo y los brazos empujan fuertemente el alimento ofensivo tan lejos de tu cara como sea humanamente posible... ¡no te lo comas! La nariz sabe. Y, si abres un recipiente de comida y observas moho verde felpudito que crece en la parte superior (y no es de queso azul) ¡tirarlo y envíalo de vuelta al universo a través de la basura!

La planificación de un menú siempre comienza con una comida principal. Por ejemplo, en una de mis clases recientes de cocina he preparado:

MENU #1
- *Chícharos con chorizo (longaniza de puerco picante)*
- *Arroz moreno básico*
- *Col rizada y col roja a la brasa*
- *Pastel de frutas de invierno*

Esta comida tardó aproximadamente una hora ½ de principio a fin. Esto ofrece muchas oportunidades para transformar las sobras en otros platos deliciosos. En la página siguiente esta la comida principal, además de posibles sobras:

	Comida Principal	Sobras	Sobras
Desayuno		Arroz Sabroso y Gachas de avena	Pastel de frutas de invierno caliente y Té
Almuerzo		Enrollado de col rizada y col rojo a la brasa con chícharos	
Cena	Chícharos con chorizo Arroz moreno Básico Col rizada y col rojo a la brasa Pastel de frutas de invierno	Arroz frito de cocción rápida	Sopa de chícharos y pan de granos enteros

1. Prepara la comida principal.
2. Puedes utilizar una porción del arroz sobrante para preparar un sencillo arroz sabroso y gachas a la mañana siguiente.

3. Las sobras de los chícharos con chorizo se pueden combinar con la col roja y la col rizada a la brasa y enrollarlos en un burrito de grano entero para el almuerzo.
4. El arroz frito de cocción rápida se puede preparar para la cena con las sobras del arroz.
5. Si acaso sobrara cualquier pastel de frutas de invierno (lo cual es improbable), caliéntalo y úsalo para el desayuno una mañana. Sí, es correcto, el postre para el desayuno. ¡Los ingredientes son frutas, avena y jarabe de arce por todos los cielos! ¡Si puede tragar cosas como Fruity Pebbles y Cocoa Puffs, sin duda puedes comer sobras de pastel de frutas de invierno!
6. Por último puedes preparar, una sopa de chícharos con pan de grano entero para otra cena deliciosa.

La mayoría de los platos hechos con las "sobras" tardan de cinco a treinta minutos en prepararse. Ten en cuenta que si pides comida china para llevar, pizza, u otros alimentos, se puede tomar de treinta a cuarenta minutos (o más) en llegar la entrega a tu casa. En ese mismo lapso de tiempo (o menos), puedes preparar una comida llena de nutrientes y hecha con amor.

Las recetas siguen directamente después de cada plan de menú. *No tienes que* crear todas las comidas y los menús exactamente de la forma en que aparecen. Cada receta también se puede utilizar como plato "independiente" y prepararlo en el momento que quieras. Ten en cuenta que cuanto mayor sea la cantidad de "comida principal" que prepares, más oportunidades tendrás de que tengas sobras para usar en otros platos. Si deseas experimentar con más restos de comida, aumenta la cantidad de la comida principal.

Hay siete menús completos con muchas opciones deliciosas para elegir. No tienes que preocuparte más por tener hambre o estar aburrido de tu comida. Ya te demostré el Menú # 1, puedes encontrar las recetas en las páginas que siguen.

A continuación se presentan seis menús más, con sus posibilidades de sobras, para darte una idea de lo que se esta cocinando en este capítulo:

Elije uno de estos planes de menús y hazlo. Prepara un nuevo plan a la semana. Y recuerda ¡diviértete con tu comida!

MENÚ #2

	Comida Principal	Sobras	Sobras
Desayuno		Haz un nutritivo caldo de pescado con los huesos (y la cabeza	Sopa de miso de cinco minutos
Almuerzo			
Cena	Rodaballo empanizado en ajonjolí Fideos soba simples Bok Choy y zanahorias salteadas	Fideos sobas salteados	

Este sencillo menú está diseñado para personas que tienen muy poco tiempo para cocinar, pero que también quieren disfrutar de comidas deliciosas y nutritivas. La comida principal puede ser preparada y estar lista para comer entre 15 y 20 minutos.

1. Rodabalo empanizado en ajonjolí, fideos de soba simples, y bok choy y zanahorias salteados son la comida principal.
2. Prepara un caldo de pescado nutritivo. Todos los ingredientes se pueden poner en la estufa y se dejan cocinar todo el día.

3. Disfruta de unos fideos de soba sofritos la noche siguiente para la cena.
4. Una sopa de miso de cinco minutos que se puede preparar fácilmente en la mañana para el desayuno. Eso es, probablemente, menos tiempo del que esperas en línea del Starbucks local para una taza de café y un ¡maligno rollo de canela!

MENU #3

	Comida Principal	Sobras	Sobras
Desayuno		Tortilla de queso y Vegetales Papitas fritas caseras Haz Caldo de pollo (usa la receta del capítulo de caldos)	Duerme el resto del fin de semana, acurrucado bajo las sábanas con su amante. Ve a divertirte en un desayuno-almuerzo (brunch) local acompañada de Mamá y Papá
Almuerzo		Paté de hígado de pollo y galletas de grano entero	Ensalada de pollo al curry
Cena	Pollo al horno y papas asadas con romero Zanahorias y brócoli salteados simples	Pollo Cacciatore de cocción rápida Pan de granos enteros con ajo y hierbas	Sopa de fríjol blanco y col rizada con cuscurros crujiente de ajo

1. Pollo al horno y papas asadas con romero, zanahorias y brócoli salteados simples son la comida principal.
2. Las papas sobrantes se pueden utilizar para las papitas fritas caseras y la tortilla de huevos se puede hacer con las sobras de vegetales salteados.Si tienes la suerte suficiente para obtener los hígados de pollo con el pollo (muy raro en estos días), haz un paté nutritivo, rico en vitaminas A, D y B12, además de hierro.
3. La carcasa de pollo se puede utilizar para hacer un nutritivo caldo de huesos que mucho ayuda a la salud.
4. Los sobrantes del pollo, alas y muslos son deliciosos en un plato fácil de pollo Cacciatore.
5. En la mañana del sábado o el domingo, quédate en la cama, a descansar y relajarte. ¡En serio! El lunes comienza la semana de trabajo... de nuevo. Asegúrate de que estás bien descansado y fresco. La forma en que está establecida nuestra sociedad, es que hay una tendencia a trabajar, trabajar y trabajar, sin parar, con pocos períodos de rejuvenecimiento, si los hubiera. Recuerdo alguna información importante de una clase de instrucción religiosa:

"Y en el séptimo día Dios terminó su obra, la cual había hecho, y reposó el día séptimo por todo el trabajo que había hecho[36]".

Para las damas que lean esto sustituyan "Diosa" por "Dios" por favor, y "ella" por "él". Es imperativo que incorporemos los períodos de descanso en nuestra vida. Si no encontramos el tiempo para descansar, el universo va a obligarnos a hacerlo en forma una gripe dolorosa o con cualquier otro microbio que nos mantendrá en la cama durante un par de días, o peor aún, una enfermedad debilitante que nos ponga fuera de servicio por un período de tiempo más largo. Confía en mí, si el gran "creador de todas las cosas" puede descansar en el séptimo día, tú también puedes. Después de todo, tu eres el creador de tu vida. ¡Bueno .... basta de hacer proselitismo! Volvamos al menú:

6. Prepara la ensalada de pollo al curry con restos de pollo asado.
7. Haz el frijol blanco y la sopa de col rizada con trocitos de pan de ajo crocantes con la mitad del caldo de pollo (congela la otra mitad para su uso posterior).
8. Usa las sobras de pan de ajo para hacer cuscurros para la sopa.

---

[36] http://bible.cc/genesis/2-2.htm

MENÚ #4

	Comida Principal	Sobras	Sobras
Desayuno	Lentejas remojadas Arroz remojado		
Almuerzo		Enrollado de lentejas y vegetales	Come las sobras de la cena de la noche anterior como almuerzo
Cena	Lentejas con salteado de puerros espinaca y chorizo Arroz moreno Basmati simple Vegetales de invierno con nueces tostadas y aderezo de arándonos	Camarones salteados, arroz y vegetales	Sopa de lentejas de seda Pudín cremoso de arroz con coco

1. Remoja el arroz y la lentejas en recipientes separados.
2. Prepara las lentejas con puerros salteados, espinacas y salchichas, arroz basmati simple y vegetales al vapor de invierno con nueces tostadas y aderezo de arándanos para la cena.

3. Al día siguiente, haz un enrollado con las lentejas y vegetales sobrantes para el almuerzo.
4. Prepara un salteado simple de camarones y vegetales para la cena.
5. Usa las sobras para preparar la sopa de lentejas de seda.
6. Las sobras del arroz se puede utilizar para crear un budín cremoso de arroz con coco. ¡Ooh la la!

Menu #5

	Comida Principal	Sobras	Sobras
Desayuno	Frijoles negros remojados	Cuadros de polenta frita	
Almuerzo		Ensalada de frijoles de la estación en copos de lechuga	Sobras de sopa de frijoles negros con pan de granos enteros
Cena	Frijoles negros básicos Polenta con salteado de hongos shitake y salchicha de pavo	Sopa picante de frijoles negros con cuscurros de polenta	Cita nocturna - salir con alguien que amas en una deliciosa cena en tu restaurante favorito

Hay tantas recetas y comidas para elegir en cada uno de estos menús. Cuanto más activamente entres en la cocina y cocines, más hábil puedes llegar a ser y más fácil será cada tarea de la cocina. El mejor beneficio de todos... una mejor salud que puede ser tuya con cada ¡delicioso bocado!

1. Hacer una gran olla de frijoles negros, básicos más Polenta con hongos shitake salteados y salchicha de pavo para la cena.
2. A la mañana siguiente, puedes freír los restos de la polenta para un desayuno rápido.
3. Haz una ensalada de frijoles de la estación en copos de lechuga para el almuerzo.
4. Preparar una sopa picante de frijoles Negro con cuscurros de polenta para la cena.
5. Congela la mitad de la sopa para asegurarte de que vas a tener comida disponible la semana siguiente o en cualquier otro momento durante el mes. La sopa se mantendrá buena de 2 a 3 meses en el congelador.
6. Al día siguiente, disfruta de los restos Sopa de frijoles negros y un buen tolete de pan de granos enteros untado con mantequilla de vaca criada con pasto para el almuerzo.
7. ¡Cita nocturna! Sea que estés casado, comprometido, o soltero, sal para una deliciosa cena en tu restaurante favorito. ¡Te lo mereces! Te voy a enseñar, en el capítulo de las "Estrategias de estilo de vida saludable y fabulosa", como tomar decisiones saludables y deliciosas cuando comas fuera.

MENU #6

	Comida Principal	Sobras	Sobras
Desayuno		Gacha deliciosa de cuscús	
Almuerzo	Pavo marinado en aceite de oliva, hiervas y jugo de limón	Prepara un caldo de pavo (sigue las instrucciones del capitulo de caldos)	Potaje cremoso de pavo
Cena	Cuscús de granos enteros con arándanos secos Pavo asado con salsa de hierbas Hojas de berza salteadas con ajos	Ensalada de pavo y trigo kamut con mayonesa casera	Emparedado caliente abierto de pavo en pan de granos enteros y salsa de hierbas

El pavo se come generalmente como plato para las fiestas porque es una ave GRANDE que sirve a las muchedumbres de familiares hambrientos. Sin embargo, el pavo no solamente se tiene que comer en los días de fiesta. Se puede disfrutar todo el año. Para hacer la preparación más fácil, compra un pavo entero y haz que el carnicero te lo descuartice. O, si eres hábil con un cuchillo de carnicero, hazlo tú mismo. Puedes cocinar la mitad del pavo o trozos de pavo en lugar del ave entera para hacer la tarea menos laboriosa.

1. Prepara pavo asado con salsa de hierbas finas, cuscús degrano entero con arándanos secos y hojas de berza salteadas con ajo para la cena.
2. Por la mañana, prepara una gacha de cuscús deliciosa de cocción rápida.
3. Los huesos y el restos de pavo pueden ser utilizados para hacer una olla nutritiva de caldo de pavo.
4. Los restos de la carne del pavo puedes utilizarla para hacer un divertido pavo y ensalada de pasta.
5. El caldo de pavo y la carne puedes utilizarlos para hacer un potaje cremoso de pavo.
6. Crea emparedados calientes abiertos de pavo con salsa de finas hierbas para la cena. ¡Es la comida de la comodidad por excelencia! Dependiendo de la época del año, podrías agregar una ensalada (primavera, verano) o verduras asadas (otoño, invierno).

MENÚ #7

	Comida Principal	Sobras	Sobras
Desayuno	Corta el pato en pedazos (muslos, alas, pechuga, etc.) Prepara un caldo de pato		
Almuerzo	Reduce la grasa del pavo del exceso de grasa y la piel	Deliciosa sopa de hongos shitake	Paté de hígado de pato con tostadas de granos enteros
Cena	Pato braseado con fideos tahini Ricas raíces invernales asadas Colecitas de Bruselas salteadas con arándanos y almendras	Pato dorado en sartén con ensalada de repollo chino con chicharrones crujientes	Sopa de cebollas caramelizadas

El pato es una de mis comidas favoritas de la época de otoño e invierno. Es una comida nutritiva, caliente y rica en grasas buenas. Al igual que todas las aves, la grasa de pato es principalmente, grasa mono-saturada y es baja en grasas poli-insaturadas, lo cual hace que sea una buena grasa para freír. Algunas personas tienen miedo de comer pato, debido a su alto contenido de grasa - pero miedo no. Vamos a seguir el ejemplo de los franceses y los chinos que han disfrutado del pato durante siglos, y también han disfrutado de largas vidas saludables.

1. Compra un pato entero y divídelo en partes (piernas, muslos, alas, pecho, y carcasa), o haz que el carnicero lo haga por ti.
2. Haz un caldo de pato con la carcasa y el cuello.
3. Quita un poco de la piel y la grasa del pato para reducir grasa para cocinar.
4. Para la cena, prepara fideos Tahini y pato braseado y ricas raíces asadas de invierno, y colecitas de Bruselas salteadas con arándanos y almendras.
5. Al día siguiente, prepara una deliciosa sopa de hongos shitake con el delicioso caldo de pato.
6. Prepara la pechuga de pato dorada en sartén con ensalada de repollo chino con chicharrones crujientes.
7. Utiliza el hígado de pato para una pequeña cantidad de paté, o congela los hígados hasta que tengas suficiente para hacer una porción más grande (de 2 a 3 hígados de pato).
8. Haz una sopa deliciosa de cebolla caramelizada con el ¡caldo de pato!

Elije uno de estos planes de menús y hazlo. Prepara un nuevo plan a la semana. Y recuerda ¡diviértete con tu comida!

CHÍCHAROS CON CHORIZO

- *1 tazas de chícharos secos, remójalos cubiertos en agua de 6 a 8 horas*
- *3 tazas de agua*
- *2 hojas de laurel*
- *1½ cucharadita de sal marina, cantidades dividida*
- *1 ½ cucharadas de aceite de oliva*
- *2 cebollas, peladas y picadas*
- *5 dientes de ajo, pelados y picados*
- *2 tazas de caldo de pollo (o líquido de los chícharos cocidos)*
- *1 cucharada de orégano fresco o 1 cucharadita del seco*
- *3 a 4 onzas(85 a 113 grs.) de chorizo seco, cortado en cubitos*
- *Pimienta negra recién molida*
- *1 cucharada perejil fresco picado*

Preparación:

1. Escurre los chícharos y desecha el agua de remojo.
2. En una olla grande, pon 3 tazas de agua fresca y los guisantes remojados hasta que hierva.
3. Remueve y desecha la espuma de la superficie.
4. Añade las hojas de laurel. Reduce el fuego y cocina a fuego lento, tapado, durante una hora.
5. Añade una cucharadita de sal marina y continua la cocción de 15 a 20 minutos o hasta que los frijoles se ablanden. Retira y desecha las hojas de laurel.
6. En una sartén profunda calentar el aceite, y saltea la cebolla y el ajo de 2 a 3 minutos.
7. Añade los chícharos, el caldo, el orégano y el chorizo .
8. Sazona el plato con la ½ cucharadita de sal marina y pimienta negra al gusto.
9. Tapa y cocina a fuego medio-bajo durante 10 a 12 minutos.
10. Adórnalo con perejil fresco.

Si estás corto de tiempo, puedes utilizar los frijoles enlatados en cualquier receta. Recuerda siempre enjuagar los frijoles en lata, ya que contienen azúcares complejas, arabinosa y estaquiosa, que contribuyen a crear gases e hinchazón. Remojar los frijoles secos inicia la descomposición de los azúcares. Si no se descomponen antes de que los comas, serán consumidos por bacterias en el tracto digestivo, dando lugar a la liberación de metano como un subproducto, también conocido como... ¡gas!

Los frijoles enlatados pueden contribuir al gas y la hinchazón debido a los azúcares complejos que permanecen en el interior de la lata después del proceso de enlatado. Cuando enjuagues los frijoles enlatados es posible que notes una espuma misteriosa. Eso es lo que yo llamo la "espuma del pedo". Sólo tienes que enjuagar y enviarlo por el desagüe para lavar este oloroso potencial dilema.

Variación: Si estás usando frijoles enlatados para esta receta, comienza la preparación en el paso 6. No hay necesidad de remojar y cocinar los frijoles en lata, porque ya están cocidos.

ARROZ MORENO BÁSICO

- *2 tazas de arroz moreno de grano corto, remojadas en agua durante 6 a 8 horas (o durante la noche)*
- *3 tazas de agua*
- *2 pizcas de sal marina*

Preparación:

1. Desecha el agua de remojo del arroz
2. En una olla, pon el arroz y el agua a hervir
3. Añade la sal marina
4. Tapa, reduce el fuego y cocina a fuego lento por cuarenta y cinco minutos

ARROZ SABROSO Y GACHAS DE AVENA

- *1 taza de sobras de arroz u arroz cocido*
- *3 cucharadas de avena en hojuelas*
- *2 cucharadas de mantequilla*
- *2 tazas de agua*
- *¼ taza albaricoques secos cortados en cubitos*
- *1 pizca de nuez moscada*
- *1 taza de nueces tostadas y picadas*
- *¼ taza de leche almendras u otro tipo de leche*

Preparación:

1. En una olla mediana, pon el arroz, la avena, la mantequilla, el agua, los albaricoques y la nuez moscada a hervir.
2. Tapa, redúcelo a fuego bajo y cocina a fuego lento durante siete a nueve minutos.
3. Ponlo en un recipiente y cúbrelo con las nueces tostadas y un chorrito de leche.

COL ROJA Y COL RIZADA A LA BRASA

- *1 cebolla, pelada y cortada en medias lunas finas*
- *1 cucharada de aceite de oliva u de otra materia grasa **
  (pollo, pato)
- *¼ de cabeza de col roja o verde, rallada*
- *2 ó 3 hojas de col rizada, en rodajas finas*
- *1 manzana verde, cortada en palitos*
- *½ cucharadita de sal marina*
- *1 cucharada de miel*
- *2 cucharadas vinagre de sidra de manzana*
- *½ taza de agua o caldo de pollo*

Preparación:

1. En una sartén, sobre fuego medio, sofríe la cebolla en aceite de oliva de 1 a 2 minutos.
2. Agrega el repollo, la col rizada, y los palitos de manzana verde. Sofríe de 2 a 3 minutos.
3. Añade la sal marina, la miel, el vinagre y el agua.
4. Tapa y cocina a fuego medio-bajo durante 25 a 30 minutos.

*Aprenderás cómo reducir las grasas de pato y pollo en el menú n ° 7. Las grasa de pato, al igual que todas las grasas de aves de corral, son principalmente mono-saturadas y son baja en grasas poli-insaturadas, lo que las convierte en una buena grasa para cocinar y freír[35].

---

[35] Fat, An Appreciation of a Misunderstood Ingredient, Jennifer McLagan, Ten Speed Press, 2008, p. 124

PASTEL DE FRUTAS DE INVIERNO

Relleno:
- *3 peras, sin corazón y cortadas en cubitos*
- *3 manzanas, sin corazón y cortadas en cubitos*
- *¼ taza de arándanos secos*
- *½ taza de jugo de manzana*
- *1 cucharadita de jugo de jengibre (ralla jengibre, exprímamelo, descarta la pulpa)*
- *½ cucharadita de canela molida*
- *¼ cucharadita de clavo molido*
- *2 cucharadas masa de harina de granos enteros*
- *1/8 cucharadita de sal marina*

Coronado:
- *¾ taza de harina pastelera de granos enteros*
- *½ taza de avena molida*
- *1/3 taza de azúcar granulada de arce u otro azúcar*
- *½ cucharadita de polvo para hornear*
- *¼ cucharadita de sal marina*
- *3 a 4 cucharadas de mantequilla ablandada*

Preparación:
1. Precalienta el horno a 375 ° F.
2. Pon las peras, las manzanas en cubitos, y los arándanos secos en un cacerola cuadrada de 9 pulgadas o bandeja para hornear.
3. En un tazón pequeño, mezcla el jugo de manzana, jugo de jengibre, canela, clavo de olor, la harina y la sal.
4. Vierte la mezcla sobre la fruta y revuélvela para cubrirla completamente.
5. En un recipiente aparte, mezcla la harina, la avena, el azúcar de arce, el polvo para hornear y la sal.
6. Combina la mantequilla ablandada con la harina hasta obtener una mezcla arenosa.
7. Espolvorea las arenisca sobre la parte superior de la fruta.
8. Tapa y hornea de 25 a 30 minutos.
9. Destapa y continua la cocción por 35 minutos o hasta que las migas estén ligeramente dorada y el relleno esté burbujeando hacia la superficie.

121

SOPA DE CHÍCHAROS

- *1 taza de chícharos secos, remojados en agua durante 8 horas + 3 tazas de agua adicional o 2 tazas de sobra chícharos con chorizo o 2 (15 onzas / 425 grs.) latas de chícharos, enjuagados y escurridos*
- *1 cucharada de aceite de oliva*
- *1 cebolla, pelada y cortada en cuadritos*
- *2 tallos de céleri, cortados en cuadritos*
- *3 zanahorias en cuadritos*
- *2 dientes de ajo, pelados y picados*
- *1 cucharadita de sal marina*
- *4 tazas de caldo de pollo*
- *1 cucharada de tomillo fresco o 1 cucharadita del seco pimienta negra recién molida*

Preparación a partir de cero:

1. Si se utilizan chícharos secos, desecha el agua del remojo de los guisantes.
2. En una olla, colocar 3 tazas de agua fresca y los guisantes hasta que hierva. Remueve y desecha la espuma de la superficie.
3. Tápala, reduce el fuego y cocina a fuego lento 1 hora.
4. Si se utiliza sobras o los chícharos en lata, omite el paso # 1 a # 3 y añade los chícharos en el paso # 6.
5. En una sartén aparte, calienta el aceite de oliva y sofríe la cebolla, el céleri, las zanahorias y el ajo.
6. Añade los chícharos, sal, caldo de pollo y el tomillo y la pimienta a al gusto.
7. Haz que hierva nuevamente, reduce a medio el fuego. Cocínalo tapado de 20 a 25 minutos o hasta que los vegetales estén blandos.

CHÍCHAROS SALTEADOS Y ENROLLADO DE VEGETALES

- *1 cucharada de aceite de oliva u otras grasas * (grasa de pollo, grasa de pato)*
- *½ taza de chícharos cocidos*
- *½ taza de col y la col rizada a la brasa cocidas enrollados de burrito de grano entero*

Preparación:

1. En una sartén, calienta los chícharos y el repollo en aceite de oliva.
2. En una sartén aparte, a fuego lento, calienta el burrito.
3. Pon el enrollado caliente sobre una superficie plana y rellénalo con la mezcla de los chícharos y el repollo.
4. Enróllalos y ¡diviértete!

ARROZ FRITO DE COCCIÓN RÁPIDA

- *2 cucharadas de aceite de maní, dividido*
- *2 huevos batidos*
- *1 cebolla, pelada y cortada en cuadritos*
- *2 dientes de ajo, pelados y picados*
- *3 a 4 champiñones, en rodajas delgadas*
- *1/2 cucharadita de sal marina*
- *1 taza de arroz moreno sobrante o cocinado*
- *1 tallo de brócoli, flores y tallos (cortar los tallos en trocitos)*
- *1 cucharada de aceite de ajonjolí tostado*
- *2 cucharadas de salsa de soja*
- *1 cucharada de mirin**
- *¼ a 1/3 taza de agua (o caldo de pollo)*
- *2 cebolleta picadas en trocitos*

Preparación:

1. En una sartén, calienta 1 cucharada y revuelve los huevos, córtalos en trozos pequeños.
2. Retira los huevos de la sartén y apártalos.
3. Añade 1 cucharada del aceite restante y sofríe la cebolla y el ajo de 1 a 2 minutos.
4. Agrega los champiñones y la sal, y salteaos de 1 a 2 minutos.
5. Añade el arroz y brócoli a la sartén.
6. Combina el aceite de sésamo tostado, salsa de soja, el mirin y el agua y agrégalos en la sartén.
7. Tápalo y cocina a fuego medio de 5 a 7 minutos o hasta que el brócoli este   suave.
8. Agrega los pedazos de huevo cocidos revueltos a la sartén y mézclalos con las vegetales y el arroz.
9. Adórnalo con cebolleta picada.

Mirin es un vino dulce de arroz cocido - se puede sustituir por jarabe de arce u otro edulcorante líquido en esta receta u omitirlo por completo.

124

RODABALO EMPANIZADO EN AJONJOLÍ

- *1 cucharada de jarabe de arce*
- *½ taza de agua*
- *2 cucharadas de salsa de soja (salsa de soja fermentada de forma natural)*
- *2 dientes de ajo, pelados y picados*
- *1 pieza una pulgada de jengibre fresco, pelado y picado*
- *12 a 16 onzas (340 a 453 grs.) de rodaballo limón, platija, o filetes de lenguado (o dos filetes de pescado entero - reserva los huesos para hacer el caldo de pescado)*
- *4 cucharadas de semillas de ajonjolí negro*
- *2 cucharadas de semillas de ajonjolí moreno*
- *1/3 taza de harina*
- *Sal marina*
- *2 a 3 cucharadas de aceite de coco*

Preparación:
1. Combina el jarabe de arce, el agua, la salsa de soja, el ajo y el jengibre en un recipiente.
2. Marina el pescado en la mezcla de 15 a 20 minutos en el mostrador o durante la noche, cubierto, en el refrigerador.
3. En un tazón pequeño, combina las semillas de ajonjolí negro y moreno, la harina, y un par pizcas de sal.
4. Retira el pescado de la marinada (no la elimines) y cubre el pescado con un poco de mezcla de harina con la mano.
5. Caliente el aceite en una sartén a fuego medio-alto.
6. Pon a dorar los filetes de pescado 2 minutos por cada lado.
7. En una cacerola pequeña, pon la marinada reservada en ebullición a fuego alto. Cocínelo, sin tapar, hasta que se reduzca en dos tercios.
8. Para servirlo, riega la reducción de la marinada encima del pescado.
9. Siéntate.
10. Toma una respiración profunda y relájate.
11. Da gracias o siéntete agradecido por algo (la comida que estás a punto de comer, el chef casero que lo preparó y la autora carismática del libro de cocina que te mostró cómo hacerlo).
12. ¡Disfruta!

FIDEOS SOBA SIMPLES

- *Agua*
- *8 onzas (226 grs.) de fideos soba*
- *3 cucharadas de aceite de aljonjolí tostado*
- *2 cucharadas de salsa de (shoyu)*
- *1 ½ cucharadas de vinagre de arroz moreno*
- *½ cucharada de semillas de sésamo negro o marrón, tostado*
- *1 cebolleta, picada*
- *½ cucharadita de hojuelas de dulse*

Preparación:

1. Pon el agua a hervir en una cacerola.
2. Agregar los fideos y cocínalos de acuerdo a las instrucciones del paquete (7 a 10 minutos).
3. En un tazón pequeño, mezcla el aceite de aljonjolí tostado, la salsa de soja y el vinagre de arroz para hacer el aderezo.
4. Escurre los fideos y combínalos con el aderezo y las semillas de aljonjolí tostado.
5. Adórnalo con la cebolleta picada y las hojuelas de dulse.

BOK CHOY Y ZANAHORIA SALTEADOS

- *3 zanahorias finamente cortadas en diagonal*
- *¼ taza de agua de*
- *3 a 4 hojas, de bok choy en trozos del tamaño de en un bocado*
- *1 cucharadita de aceite de ajonjolí tostado*
- *1 cucharadita de salsa de soja (shoyu)*

Preparación:

1. En una sartén, a fuego alto, cocina las zanahorias en el agua durante 2 a 3 minutos.
2. Añade el bok-choy, cúbrelos y cuécelos al vapor de 1 a 2 minutos.
3. Rocíalos con aceite de sésamo y salsa de soja.
4. Cocínalos de 2 a 3 minutos mas, o hasta que los vegetales estén marroncitos.

FIDEOS DE SOBA SALTEADOS

- *2 cucharadas de aceite de maní, dividido*
- *2 huevos batidos*
- *1 cebolla, pelada y cortada en cuadritos*
- *2 dientes de ajo, pelados y picados*
- *1 cucharadita de jengibre, pelado y picado*
- *3 a 4 champiñones, en rodajas finas*
- *½ cucharadita de sal marina*
- *1 a ½ tazas de fideos cocido de soba o de otro tipo*
- *1 ramo de brócoli, flores y tallos (corta el tallo en trocitos)*
- *1 cucharada de aceite de ajonjolí tostado*
- *2 cucharadas de salsa de soja (shoyu)*
- *1 cucharada de mirin de arroz cocido (u otro edulcorante)*
- *1/3 taza de agua*
- *2 cebolletas picadas en trocitos*
- *1 cucharada de cilantro, picado*
- *½ hoja de nori vegetales marinos tostada, cortadas en tiras finas*

Preparación:

1. En una sartén, calienta 1 cucharada de aceite de maní y revuelve los huevos, divídelos en trozos pequeños.
2. Retira los huevos de la cacerola.
3. Añade 1 cucharada de aceite de maní que queda a la sartén y saltea la cebolla, el ajo y el jengibre de 1 a 2 minutos.
4. Agrega los champiñones y la sal y saltéalos de 1 a 2 minutos.
5. Agregar los fideos y el brócoli a la sartén.
6. En un tazón pequeño, combina el aceite de ajonjolí tostado, la salsa de soja, el mirin, y el agua y añádelos a la sartén.
7. Tápalo y cocínalo a fuego medio de 5 a 7 minutos o hasta que el brócoli esté suave.
8. Devuelve los trozos de huevo cocidos a la sartén y mézclalos con los vegetales y los fideos.
9. Adórnalo con las cebolletas picadas, el cilantro y las tiras de nori.

SOPA DE MISO DE CINCO MINUTOS

- *4 tazas de agua o de caldo de pescado*
- *1 cucharadita de jengibre picado*
- *1 pieza de una pulgadas de wakame vegetal marino*
- *2 zanahorias, finamente cortadas en diagonal*
- *4 a 6 oz (113 a 170 grs.) de pescado o tofu, en cubos de una pulgada*
- *1 a 2 hojas, de bok-choy en trozos pequeños*
- *3 cucharadas de miso dulce/liviano*
- *Sobras de fideos o de otro tipo de granos cocidos*
- *2 cebolletas picadas en trocitos*

Preparación:

1. En una cacerola, pon agua, el jengibre, el wakame y las zanahorias hasta que hierva.
2. Reduce a fuego medio.
3. Agrega el pescado y el bok-choy a la sopa y cocina de 2 a -3 minutos.
4. Diluye el miso en una pequeña cantidad de agua y añádelo a la sopa.
5. Ponlo a fuego lento de 2 a 3 minutos.
6. Pon los fideos sobrantes o el grano entero cocido en el fondo de un plato de sopa.
7. Sirve la sopa encima de los fideos y decora con la cebolleta picada.

POLLO AL HORNO CON PAPAS ASADAS Y ROMERO

- *1 pollo entero de corral o criado al aire libre*
- *2 cucharadas de mantequilla, ablandada (opcional)*
- *sal marina*
- *pimienta negra recién molida*
- *2 cebollas, peladas y picadas*
- *6 a 8 papas rojas en cuartos*
- *1 cucharadita de romero seco*
- *1 cucharada de aceite de oliva o schmaltz (grasa de pollo)*

Preparación:

1. Precalienta el horno a 350 ° F.
2. Enjuaga el pollo con agua corriente y sécalo.
3. Frota la mantequilla bajo la piel de pollo (opcional).
4. Sazona el exterior del pollo con sal y pimienta al gusto.
5. Coloca el pollo en una bandeja para hornear.
6. En un recipiente, combina la cebolla, las papas, el romero y el aceite de oliva, sazónalo con sal y pimienta al gusto.
7. Coloca las cebollas y las papas en la bandeja de hornear alrededor del pollo.
8. Cubre y hornea aproximadamente de12 a 15 minutos por libra de pollo.
9. Destapa el pollo dos tercios mientras se cocina, sube la temperatura a 425° F y rocíalo con los jugos de la parte inferior de la bandeja para asegurarte que la piel se vuelve crujiente, marrón ¡y deliciosa!

ZANAHORIAS Y BRÓCOLI SALTEADOS SIMPLES

- *½ taza de agua o caldo de pollo*
- *2 ó 3 de zanahorias, cortadas a ½ pulgada de grosor en diagonal*
- *sal marina*
- *1cabeza de brócoli, los floretes picado y el tallo cortado en cubitos*
- *1 cucharada de mantequilla de vaca alimentada con pasto*
- *1 diente de ajo, pelado y picado*

Preparación:

1. Pong el agua y las zanahorias en una sartén con una pizca de sal y cocínalo de 1 a 2 minutos a fuego medio-alto.
2. Agrega el brócoli al vapor en la sartén y cocínalo por 1 minuto.
3. Agrega los floretes del brócoli, la mantequilla, el ajo, y otra pizca de sal marina y cocinar de 3 a 5 minutos.

PATÉ DE HÍGADO DE POLLO

- *½ taza de agua o caldo de pollo*
- *2 ó 3 hígados de pollo de corral, o criado al aire libre (puedo guardar mis hígados de pollo en el congelador hasta que tenga los suficiente para hacer paté)*
- *2 chalotes, pelados y cortados en cubitos o 2 cucharadas de cebolla picada*
- *1 diente de ajo, peladas y picado*
- *1 hoja de laurel*
- *1 cucharadita de tomillo fresco o del seco*
- *2 a 3 cucharadas de mantequilla suavizada, dividida*
- *2 cucharadas de vino blanco o 2 cucharaditas de brandy*
- *sal marina*
- *pimienta negra recién molida*
- *galletas de centeno de grano entero*

Preparación:

1. Corta los hígados de pollo por la mitad y límpialos (retira el exceso de grasa y sangre).
2. En una olla pequeña, calienta el caldo de pollo, hígados de pollo,
3. chalotes, ajos, laurel, tomillo, 1 cucharada de mantequilla y vino.
4. Llévalo a ebullición, reduce el fuego y cocina a fuego lento de 2 a 3 minutos.
5. Añade sal y pimienta al gusto y cocínalo por 1 minuto más.
6. Retira y desecha la hoja de laurel.
7. Con una cuchara de ranuras, separa los hígados de pollo, chalotes, y ajos de cualquier líquido que pueda quedar en la olla, y ponlos en un procesador de alimentos o licuadora con las 2 cucharadas restantes de mantequilla ablandada.
8. Hazlos puré hasta que quede suave y cremoso (puedes agregar el líquido del recipiente de la cocción para lograr una consistencia cremosa).
9. Pon en un recipiente pequeño o en un frasco y refrigéralo hasta que cuaje.
10. Úntalo sobre las galletas de grano de centeno o pan tostado.

TORTILLA DE QUESO Y VEGETALES

- *1 cucharada de mantequilla de vaca alimentada con pasto o aceite de oliva*
- *4 huevos (o 2 huevos por persona)*
- *¼ taza de leche cruda de queso cheddar, rallado*
- *1 taza de sobras o vegetales al vapor (brócoli, zanahorias), finamente picados*
- *sal marina*
- *Pimienta negra recién molida*

Preparación:

1. Derrite la mantequilla en un sartén a fuego lento.
2. Bate los huevos en un recipiente y viértelo en la cacerola.
3. Esparce los huevos alrededor de la cacerola para distribuirlos uniformemente.
4. Deja que los huevos se endurezcan un poco (¡los huevos se cocinan muy rápido!).
5. Agrega el queso rallado y los vegetales en el centro de los huevos.
6. Sazona con sal y pimienta al gusto.
7. Con una espátula, dobla suavemente los bordes exteriores de los huevos sobre las verduras.
8. Desliza la tortilla de la sartén y en un plato.

PAPAPITAS FRITAS CASERAS

Las papas de cualquier forma, manera, cualquier día de la semana, saben siempre a comida casera. Si sientes antojos de "la casa", ésta puede ser una buena manera de llegar allí.

- *2 cucharadas de mantequilla o schmaltz **
- *1 cucharada de aceite de oliva*
- *1 cebolla, pelada y cortada en cuadritos*
- *3 a 4 papas, cocidas y cortadas en cubitos*
- *sal marina*
- *pimienta negra recién molida*

Preparación:

1. Derrite la mantequilla y el aceite de oliva en una sartén a fuego medio.
2. Añade la cebolla y cocínalas de 3 a 4 minutos o hasta que estén transparentes.
3. Agrega las papas y sal y pimienta al gusto.
4. Continua la cocción de 7 a 10 minutos o hasta que las papas estén ligeramente que estén doradas.

*Schmaltz es la grasa de pollo - puedes obtener schmaltz al reducir el exceso de la grasa del pollo. Las direcciones para la reducción de grasa se encuentra en el Menú # 7 (menú de pato).

POLLO A LA CACCIATORE DE COCCIÓN RÁPIDA

- *1 cucharada de aceite de oliva*
- *1 cucharada de mantequilla de vaca criada con pasto*
- *1 cebolla grande, cortada en medias lunas gruesas*
- *5-6 champiñones botón o cremini, en rodajas gruesas*
- *2 a 3 dientes de ajo, pelados y cortados en cubitos*
- *1 lata de tomates (de 15 onzas /425 grs.) cortados en cubitos con jugo*
- *1/3 taza de agua o caldo de pollo*
- *1 cucharadita de orégano seco o 1cucharada del fresco*
- *1/2 cucharada de albahaca seca o 1½ cucharada del fresco*
- *12 oz. de pechuga de pollo crudo, cortada en cubitos*
- *cualquier parte de pollo cocido*
- *½ cucharadita de sal marina*
- *Pimienta negra recién molida*

Preparación:

1. En una sartén, a fuego medio, calienta el aceite y la mantequilla. Sofríe la cebolla de 1 a 2 minutos.
2. Agrega los champiñones y el ajo, y cocínalos de 2 a 3 minutos.
3. Añade los tomates cortados en cubitos, el agua, el orégano y la albahaca.
4. Si utilizas los cubitos de pollo crudo, añádelos a la sartén con sal y pimienta al gusto. Cocínalo, tapado, de 5 a 7 minutos.
5. Si se utiliza piezas de pollo cocidas, agrégalos a la cacerola, sazónalo con sal y pimienta al gusto. Cocínalo, tapado, de 3 a 4 minutos.

PAN DE GRANOS ENTEROS CON HIERBAS Y AJO

- *1 barra de pan de trigo entero (o cualquier otra pan de grano entero / delgado de forma larga)*
- *2 cucharadas de aceite de oliva*
- *2 cucharadas de mantequilla, ablandada*
- *2 dientes de ajo, pelados y picados*
- *mezcla de hierbas secas (orégano, albahaca, romero, o mejorana)*
- *sal marina*

Preparación:

1. Precalienta el horno a 375 ° F.
2. Corta la barra de pan por la mitad longitudinalmente.
3. En un recipiente pequeño, combina el aceite de oliva, la mantequilla, el ajo, y una o dos pizcas de hierbas secas.
4. Con una brocha o una cuchara esparce la mezcla de aceite de oliva sobre el pan.
5. Sazona con sal marina al gusto.
6. Envuelve el pan con papel aluminio y hornéalo de 3 a 5 minutos.
7. Saca el pan del envoltorio (¡cuidado, está caliente!) Y continua la cocción de 5 a 7 minutos o hasta que esté ligeramente dorado y crujiente.

ENSALADA DE POLLO AL CURRY

- *10 a 12 onzas de pollo escalfado o cocido, cortado en cubitos*
- *2 tallos de céleri, cortados en cubitos*
- *¼ taza de cilantro picado*
- *1 manzana, sin semillas y cortada en cubitos*
- *¼ taza de aceite de oliva extra-virgen*
- *2 cucharadas de vinagre de cidra de manzana*
- *2 a 3 cucharadas de mayonesa*
- *1 ½ cucharaditas de curry en polvo*
- *½ cucharadita de sal marina*
- *pimienta negra recién molida*

Preparación:

1. Combina el pollo, el céleri, el cilantro y la manzana en un recipiente de mezclar.
2. En un recipiente pequeño, mezcla el aceite de oliva, el vinagre, la mayonesa, el curry en polvo y la sal.
3. Combina el aderezo con la mezcla de pollo y revuélvelo para que quede cubierto de manera uniforme.
4. Sazona con pimienta negra al gusto, añade más sal si es necesario.

SOPA DE FRIJOL BLANCO Y COL RIZA

CON CUSCURROS CRUJIENTES DE AJO

- *1 cebolla grande, pelada y cortada en cuadritos*
- *3 dientes de ajo, pelados y picados*
- *1 cucharada de aceite de oliva*
- *2 a 3 hojas de col rizada, limpias y en rodajas finas*
- *4 tazas de caldo de pollo*
- *1/4 cucharadita de romero seco*
- *1 cucharadita de tomillo seco*
- *3 tazas de frijoles blancos cocidos o dos latas (de 15 onzas), enjuagadas*
- *1 cucharadita de sal marina*
- *pimienta negra recién molida*

Preparación:

1. Sofríe la cebolla y el ajo en aceite de oliva en una sartén de 2 a 3 minutos.
2. Agrega la col rizada y cocínalas hasta que se ablanden.
3. Añade el caldo de pollo, el romero y el tomillo.
4. Para obtener una consistencia cremosa, haz puré 1/2 de los frijoles en un procesador alimento o licuadora. Agrega todos los frijoles a la olla.
5. Pon todos los ingredientes a hervir.
6. Reduce el fuego a medio-bajo, tapa y cocina de 7 a 10 minutos.
7. Sazona con sal y pimienta al gusto.
8. Sírvelo con cuscurros crujientes de ajo (receta en la siguiente pagina)

CUSCURROS CRUJIENTES DE AJO

- *el pan de ajo con hierbas de grano entero sobrante o una barra de pan fresco de grano entero*
- *aceite de oliva*
- *2 dientes de ajo, pelados y picados*
- *sal marina*

Preparación:

1. Cortar en cuadritos los restos de pan de ajo y hornéalos a 350 ° F por 5 minutos o hasta que estén crujientes.
2. Si se utiliza pan (baguette de grano entero), córtalo en cubos, sazónalos con aceite de oliva, ajo picado y sal marina, y colócalos en una bandeja para hornear.
3. Hornéalos de 7 a 10 minutos o hasta que estén crujientes.

LENTEJAS CON SALTEADO DE PUERROS, ESPINACAS Y CHORIZO

- *1 cucharada de aceite de oliva*
- *2 dientes de ajo, pelados y picados*
- *1 puerro grande, limpio y picado (ambas partes blanca y verde)*
- *½ manojo de espinacas, limpias y picadas*
- *1 cucharada de tomillo fresco*
- *1 ½ tazas de lentejas negras, verdes, o marrón, inmersas en agua durante la noche, escurridas*
- *3 ½ tazas de caldo de pollo o agua*
- *2 hojas de laurel*
- *2 a 3 chorizos (carne de cerdo, pollo o pavo), cortados en cubitos*
- *½ cucharadita de sal marina*
- *2 cucharadas de perejil fresco picado*

Preparación:

1. En una olla grande, calienta el aceite y sofríe el ajo y el puerro de 1 a 2 minutos.
2. Agrega las espinacas y cocina hasta que se ablanden, o de 2 a 3 minutos.
3. Añade el tomillo, las lentejas (desecha el agua de remojo de las lentejas), el caldo de pollo, y las hojas de laurel.
4. ponlo a hervir, tápalo y cocínalo a fuego lento por 45 minutos.
5. Agrega el chorizo picado y sal marina.
6. Prueba y ajusta la sazón.
7. Cuécelo otros 15 a 20 minutos.
8. Retira y desecha las hojas de laurel.
9. Sirve adornado con perejil picado.

ARROZ MORENO BASMATI SIMPLE

- *2 tazas de arroz moreno basmati de grano largo remojado cubierto en agua de 6 a 8 horas*
- *3 ½ tazas de agua,*
- *2 pizcas de sal marina*

Preparación:

1. Escurre el arroz y desecha el agua de remojo.
2. En una olla mediana, pon el arroz y el agua a hervir.
3. Añade la sal.
4. Cubrelo, reduce el fuego y cocina a fuego lento durante 35 a 40 minutos.

VEGETALES DE INVIERNO AL VAPOR CON NUECES TOSTADAS Y ADEREZO DE ARÁNDANOS

- *2 ó 3 zanahorias, cortadas en ½ pulgada de espesor redondas o diagonales*
- *sal marina*
- *1 ramo de col rizada, cortado en trozos del tamaño de un bocado*
- *½ cabeza de col, cortada en rodajas finas*
- *1/3 de taza de nueces tostadas (ver las siguientes páginas para direcciones de asado y tostado de nueces)*
- *2 cucharadas de arándanos secos*

Preparación:

1. Pon la cesta de vapor en una olla con unas cuantas pulgadas de agua y llévalo a fuego a alto.
2. Agrega las zanahorias y una pizca de sal marina.
3. Cubre y ponlo al vapor de 2 a 3 minutos.
4. Coloca la col rizada y la col y otra pizca de sal marina en la parte superior de la las zanahorias y al vapor por unos 5 a 7 minutos o hasta que queden brillantes verde y tierno.
5. Transfiere los vegetales a un recipiente grande de mezclar.
6. Revuelve los vegetales al vapor con aderezo de arándano y decorarlo con nueces y arándonos deshidratados.

ADEREZO DE ARÁNDANO

- *1/3 taza de aceite de nuez*
- *2 cucharadas de vinagre de cidra de manzana*
- *2 cucharadas de jugo de arándano concentrado*
- *1 a 2 cucharadas de jarabe de arce*
- *sal marina y pimienta negra recién molida*

Preparación:

1. En un recipiente pequeño, combina el aceite, el vinagre, el jugo de arándano concentrado, y el jarabe de arce.
2. Añade sal y pimienta al gusto.

NUECES ASADAS

Para las nueces asadas o cualquier otro fruto seco:
1. Precaliente el horno a 350 ° F.
2. Coloca las nueces crudas sobre una bandeja para hornear.
3. Ásalas en el horno, moviendo la bandeja de vez en cuando, de 8 a 10 minutos, o hasta que estén ligeramente doradas.

NUECES TOSTADAS

Para tostar las nueces en la parte superior de la estufa:
1. Calienta una sartén a fuego lento.
2. Coloca las nueces crudas en la sartén sin aceite.
3. Agita con cuidado o mueve las nueces con frecuencia para evitar que se quemen.
4. Las nueces se tornaran ligeramente doradas y liberaran una "fragancia almendrada" cuando se hagan (aproximadamente de 10 a 12 minutos).

ENRROLLADO DE LENTEJAS Y VEGETALES

- *½ taza de lentejas con restos de Puerros salteados, espinacas y lentejas salchicha o ½ una taza de lata, escurridos y enjuagados*
- *1 cucharada de aceite de oliva*
- *½ taza de repollo al vapor y la col rizada*
- *sal marina*
- *enrollado de burrito de grano entero*
- *aderezo de arándano*

Preparación:

1. En una sartén, calienta las sobras de las lentejas con chorizo (o lentejas en lata enjuagadas) en aceite de oliva.
2. Coloque el agua y la cesta de vapor en el fondo de una olla y ponla a hervir.
3. Pon el repollo y la col rizada en la olla con una pizca de sal marina, cubrela, y ponla al vapor de 3 a 4 minutos o hasta que tenga un color verde brillante.
4. En una sartén aparte, a fuego lento, calienta el burrito.
5. Pon una enrollado caliente sobre una superficie plana y rellénalo con las lentejas y vegetales al vapor.
6. Agrégale de 1 a 2 cucharadas de aderezo de arándano.
7. Enróllalo y ¡disfrútalo!

CAMARONES SALTEADOS, ARROZ Y VEGETALES

- *1 cucharada de aceite de maní*
- *1 cebolla, pelada y cortada en cuadritos*
- *2 dientes de ajo, pelados y picados*
- *¼ de cucharadita de sal marina*
- *2 ramos de brócoli, flores y tallo (corta en dados el tallo)*
- *½ pimiento rojo, sin semillas y cortado en trozos de 1 pulgada*
- *6 a 8 onzas (170 a 226 grs.) de camarones, o de otro tipo proteína (tofu extra firme, pollo, o carne de res), cortado en cubos*
- *1 cucharada de aceite de ajonjolí tostado*
- *2 cucharadas de salsa de soja (salsa de soja fermentada de forma natural)*
- *1 cucharada de mirin vino de arroz (opcional)*
- *1/3 taza de agua o caldo de pollo*
- *½ taza arroz moreno cocido, por persona*
- *2 cebolletas picadas en trocitos*

Preparación:

1. En una sartén, calienta el aceite y saltea la cebolla y el ajo de 1 a 2 minutos.
2. Sazona con una pizca o dos de sal marina.
3. Añade los floretes de brócoli y los tallos: cocínalos de 1 a 2 minutos.
4. Agrega el pimiento rojo y los camarones.
5. En un recipiente pequeño, combina el aceite de ajonjolí, la salsa de soja, el mirin, y agua y ponlos en la sartén.
6. Tápalo y cocínalo a fuego medio de 3 a 5 minutos, o hasta queel brócoli este de color verde brillante.
7. Agrega el arroz a la sartén, y mézclalo con los otros ingredientes.
8. Adórnalo con la cebolleta picada.

SUAVE SOPA DE LENTEJAS

- *1 cucharada de aceite de oliva*
- *1 cebolla, pelada y cortada en cuadritos*
- *2 dientes de ajo, pelados y picados*
- *2 zanahorias en cuadritos*
- *1 tallo de céleri, cortados en cubitos*
- *1 cucharada de tomillo fresco o 1 cucharadita del seco*
- *1 cucharadita de sal marina*
- *2 a 3 tazas de lentejas cocidas, o dos latas de lentejas (de 15 onzas / 425 grs.), enjuagadas y escurridas*
- *4 tazas de caldo de pollo, caldo de carne o agua*
- *¼ taza de perejil fresco picado*
- *pan de granos enteros y mantequilla de vaca alimentada con pasto*

Preparación:

1. Calienta el aceite en una sartén grande a fuego medio-alto y saltea las cebollas y el ajo de 1 a 2 minutos.
2. Agrega las zanahorias, el céleri, el tomillo, la sal marina, las lentejas y el caldo.
3. ponlo a hervir, reduce el fuego a medio-bajo y cocínalo de 15 a 20
   a. minutos.
4. Retira aproximadamente la mitad de las lentejas y vegetales y hazlo puré en una licuadora o procesador de alimentos para dar a la sopa un consistencia suave sedosa. Regrésalo a la olla.
5. Adórnala con perejil fresco.
6. Sírvela con un pedazo de pan de granos enteros tostado untado con mantequilla de vaca alimentada con pasto.

PUDIN CREMOSO DE ARROZ COCO

- *1 ½ taza de arroz moreno cocido*
- *1 taza de leche de coco*
- *½ taza de leche almendras o de otro tipo*
- *3 cucharadas de coco seca rallado*
- *1/3 de taza de jarabe de arce*
- *¼ taza de pasas*
- *1/8 cucharadita de canela*
- *¼ taza de almendras picadas, asadas*

Preparación:

1. Combina todos los ingredientes, excepto las almendras, en una olla y cocínalos a fuego medio de 7 a 10 minutos o hasta que esté cremosa.
2. Adórnalo con almendras tostadas.
3. Mejor si se sirve caliente.

FRIJOLES NEGROS BÁSICOS

- *2 tazas de frijoles negros tortugas remojados en agua de 8 a 10 horas con un trozo de kombu (alga)*
- *4 tazas de agua*
- *2 hojas de laurel*
- *1 cucharadita de sal marina*

Preparación:

1. Escurre los frijoles y tira el agua de remojo (No te deshagas del kombu).
2. Pon los frijoles y el agua en una olla y hiérvelos.
3. remueve y desecha la espuma de la superficie.
4. Añade a la olla las hojas de laurel y el kombu reservado.
5. Cubre y reduce el fuego. Cocínalo a fuego lento de 45 a 50 minutos.
6. Añade la sal marina y continua la cocción de 30 a 45 minutos o hasta que los frijoles se suavicen.
7. Retira y desecha las hojas de laurel antes de servir.

POLENTA CON HONGOS SHITAKE SALTEADOS

Y SALCHICHA DE PAVO

- *3 tazas de agua o caldo de pollo*
- *1 taza de harina de maíz*
- *1 cucharadita de sal marina, dividida*
- *2 cucharadas de mantequilla o aceite de oliva*
- *1 cebolla grande, pelada y cortada en cuadritos de 3 a 4 cebolletas o 1puerro picados)*
- *De 10 a 12 hongos shitake (o cualquier otro tipo de hongo), en rodajas finas*
- *½ libra (227 grs.) de salchicha de pavo molida*
- *½ taza de caldo de pollo o de otro tipo*
- *½ cucharadita de estragón seco*
- *1 cucharadita de tomillo seco*

Preparación:
1. En una olla mediana, combina el agua y la harina de maíz. ponla a hervir.
2. Reduce el fuego a medio-bajo y agrega 1/2 cucharadita de sal marina.
3. Cocina, sin tapar, de 20 a 25 minutos, revolviendo para evitar grumos, hasta que la polenta esté espesa y burbujeante.
4. Calienta la mantequilla en una sartén y saltea la cebolla de 1 a 2 minutos.
5. Agrega los champiñones y continua la cocción de 2 a 3 minutos.
6. Añade la salchicha de pavo molida, rompiéndola en pedazos pequeños mientras se cocina.
7. Agrega el caldo de pollo, la 1/2 cucharadita restante de sal marina, estragón y tomillo.
8. Ponla la polenta cocida en un cacerola de 9 x 13 pulgadas y déjala enfriar de 10 a 15 minutos hasta que esté firme al tacto.
9. Corta la polenta en forma cuadrada, y agrega en la parte superior la salchicha con los vegetales salteados.

CUADRADOS DE POLENTA FRITA

Para las personas con antojos por panecillos de maíz con una untada de mantequilla en la mañana, esta es una alternativa casera. Se trata básicamente de los mismos ingredientes (maíz y mantequilla), excepto ... que lo estás haciendo en el hogar y añadiéndole ¡el sabor del amor!

- *1 a 2 cucharadas de mantequilla, schmaltz o de otro tipo de grasa*
- *cocina la polenta (puedes usar la polenta cocida de un mercado de*
- *alimentos naturales o una tienda de comestibles)*
- *sal marina*

Preparación:

1. Calienta la mantequilla en una sartén.
2. Corta la polenta en cuadrados del tamaño de un biscocho de chocolate.
3. Si se usa la polenta comprada en la tienda, córtala en discos redondos de 1 pulgada de espesor.
4. Sazona con sal y fríela a fuego medio de 2 a 3 minutos por cada lado, o hasta que estén ligeramente doradas y crujientes.

ENSALADA DE FRIJOLES DE LA ESTACIÓN

EN COPAS DE LECHUGA

- *1 taza de judías verdes frescas, cortadas en trozos de 2 pulgadas*
- *2 calabazas amarillas de verano, cortadas en trozos redondos de 1 pulgada*
- *1 cebolla roja pequeña, pelada y cortada en cuadritos*
- *De 8 a 10 tomates cerecitas cortados a la mitad*
- *1½ taza de frijoles negros cocidos, o frijoles enlatados enjuagados y escurridos*
- *De 4 a 5 hojas de albahaca fresca, en rodajas finas*
- *De 3 a 4 cucharadas de aceite de oliva extra virgen*
- *2 cucharadas de vinagre de vino blanco u de otro vinagre*
- *½ cucharada de miel natural de proveniencia local*
- *1 cucharadita de mostaza preparada*
- *sal marina*
- *pimienta negra recién molida*
- *lechuga de cogollo (o lechuga de otro tipo)*

Preparación:
1. Pon a hervir 2 pulgadas de agua en una olla con una cesta de vapor.
2. Agrega las judías verdes. Cúbrelas y ponlas al vapor de 2 a 3 minutos o hasta que estén tiernas.
3. Saca las judías verdes, cuélalas y déjalas a un lado en un recipiente.
4. Repite la preparación del vapor con la calabaza de verano.
5. En un tazón grande, combina las judías verdes, el calabacín, la cebolla roja, los tomates cerecitas, los frijoles negros, y la albahaca.
6. En un recipiente pequeño, mezcla el aceite de oliva, el vinagre, la miel, la mostaza, sal y pimienta al gusto.
7. Combina el aderezo con ensalada de judías. Cubrela y déjala marinar una hora o toda la noche en el refrigerador.
8. Separa las hojas de lechuga, enjuágalas y sécalas.
9. Con una ensalada de cuchara agrega las judías verdes en las hojas de lechuga (usar las hojas como pequeñas tazas delicadas).

SOPA DE FRIJOLES NEGRO PICANTE

CON CUSCURROS POLENTA

- *1 cucharada de aceite de oliva*
- *1 cebolla, pelada y cortada en cuadritos*
- *2 dientes de ajo, pelados y picados*
- *1 cucharadita de comino*
- *2 zanahorias en cuadritos*
- *1 tallo de céleri, cortado en cubitos*
- *1 pimiento rojo, sin semillas y cortado en cubitos*
- *1 jalapeño, sin semillas y cortado en cubitos*
- *2 tazas de frijoles negros cocidos o frijoles enlatados lavados y escurridos*
- *4 tazas de caldo de pollo, caldo de carne o agua*
- *sal marina*
- *3 a 4 cucharadas de aceite de coco*
- *polenta cocinada (usa las sobras de la polenta o compra polenta pre-cocida)*
- *¼ taza de cilantro fresco*

Preparación:

1. En una sartén, calienta y saltea la cebolla, el ajo y el comino de 1 a 2 minutos.
2. Agrega las zanahorias, el céleri, el pimiento, los frijoles negros, el jalapeño, y el caldo de pollo.
3. ponlo a hervir, agrega 1 cucharadita de sal marina, tápalo y cocina a fuego medio-bajo de 5 a 7 minutos.
4. Mientras la sopa de frijoles se está cocinando, calienta el aceite de coco en una sartén a fuego medio.
5. Fríe los dados de polenta cortados en cubos de una pulgada hasta que estén ligeramente dorados y crujientes.
6. Escurre los cuscurros de polenta sobre toallas de papel para eliminar el exceso de aceite.
7. Sazona los cuscurros con una pizca o dos de sal marina.
8. Agregar el cilantro a la sopa al final de la cocción.
9. Sirve la sopa en tazones y cubrela con los cuscurros de polenta.

CUSCÚS DE GRANOS ENTEROS CON ARÁNDANOS SECOS

- *3 tazas de agua o caldo de pollo*
- *1 cucharada de mantequilla*
- *1 taza de cuscús de trigo de grano entero*
- *¼ taza de arándanos secos*
- *¼ cucharadita de sal marina*

Preparación:

1. Poner a hervir en una olla mediana el agua y la mantequilla.
2. Agrega los arándanos secos, el cuscús y la sal.
3. Cocina a fuego alto de 2 a 3 minutos.
4. Retíralo del fuego y déjalo reposar en la olla, tapada, durante 5 minutos.
5. Revuélvelo con un tenedor y sírvelo.

PAVO ASADO CON SALSA DE HIERBAS

- *2 a 3 cucharadas de mantequilla, suavizada*
- *1 cucharada de romero fresco picado, salvia y tomillo*
- *1 pavo entero, ½ pavo, pavo o piezas de corral o criado al aire libre*
- *sal marina*
- *Pimienta negra recién molida*
- *¼ de taza de agua fría*
- *2 a 3 cucharadas para todo uso harina*
- *1 cucharada de hierbas frescas (a tu elección) o 1 cucharada de las secas*

Preparación:

1. Precalienta el horno a 375 ° F.
2. En un recipiente pequeño, combina la mantequilla y las hierbas frescas.
3. Unta la mantequilla de hierbas debajo de la piel del pavo.
4. Coloca el pavo en una bandeja para asar. Sazónalo con sal y pimienta al gusto. Cubrelo bien con papel de aluminio.
5. Hornea de 15 a 18 minutos por cada libra de pavo.
6. Enciende el horno a 425 ° F, descúbrelo y continúa asando el pavo "abierto" durante los últimos 45 minutos de cocción.
7. Baña el pavo con sus propios jugos de la bandeja hasta que la piel esté dorada y crujiente. Si no te gusta comerte la piel, mantén el pavo cubierto para garantizar un acabado jugoso del producto.
8. Deja reposar el pavo en la bandeja por un tercio del tiempo de la cocción real (por ejemplo, si el pavo tardó 1 ½ hora para cocinarse, déjalo reposar durante una ½ hora).
9. Transfiere el pavo a un plato grande.
10. Vierte los jugos del pavo, la grasa, y las hierbas de la parte inferior de la bandeja para asar en una taza de medir.
11. Utiliza una cucharada de harina por cada taza de líquido.
12. En un recipiente pequeño, mezcla el agua fría y la harina y añádelo a la una paila para salsas junto con las hierbas.
13. Ponlo a hervir y cocínalo de 3 a 5 minutos o hasta que espese la salsa.

14. Si la salsa no es lo suficientemente gruesa, agrega más harina y agua (recuerda combinar la harina con agua fría antes de añadirla a la salsa caliente, de otra manera será el panorama de la ciudad).
15. Sazona al gusto con sal y pimienta.

DELICIOSAS GACHAS DE CUSCÚS

- *¾ taza de cuscús cocido o 1/3 taza sin cocinar*
- *1½ tazas agua o leche (leche entera, leche de almendras, etc.)*
- *2 cucharadas de mantequilla*
- *una pizca de canela*
- *una pizca de nuez moscada*
- *una pizca de sal marina*

Preparación:

1. En una olla mediana, pon a hervir el cuscús, el agua, la mantequilla, la canela, la nuez moscada y la sal marina.
2. Baja el fuego a fuego lento y cocínalo, cubierto, de 5 a 7 minutos o hasta que esté cremosa.

HOJAS DE BERZA SALTEADAS CON AJO

- *1/3 taza de agua o caldo*
- *3 a 4 hojas, de col verde en rodajas finas*
- *1 diente de ajo, picado*
- *2 cucharaditas de aceite de oliva*
- *sal marina*

Preparación:

1. Pon a hervir el agua y la col rizada en una sartén a fuego alto.
2. Tápalo, reduce el calor y pon lo al vapor de 2 a 3 minutos o hasta que la mayor parte de el líquido se evapore.
3. Añádele el ajo, el aceite de oliva y una pizca de sal.
4. Continua la cocción de 2 a 3 minutos o hasta que la col se haga de color verde brillante y suave.

PAVO Y ENSALADA DE PASTA

- *1 taza de fideos codo de granos enteros (espelta, kamut, etc)*
- *1 cucharadita de salvia fresca picada*
- *½ libra (227 grs.) de pavo criado al aire libre, cocido, cortado en piezas del tamaño de un bocado (aproximadamente 1 taza)*
- *2 ó 3 tallos de céleri, finamente picados*
- *¼ de taza de arándanos secos*
- *3 cucharadas de mayonesa hecha en casa (ver página siguiente), o mayonesa comprada en tienda*
- *sal marina*
- *pimienta negra recién molida*

Preparación:

1. En una olla grande, cocina la pasta en agua hirviendo según las instrucciones del paquete.
2. En un recipiente pequeño, mezcla la salvia en la mayonesa hasta que se unan.
3. Escurre la pasta y ponla en un tazón.
4. Combina la pasta con el pavo, el céleri, los arándanos, y la mayonesa con hierbas.
5. Sazona con sal y pimienta al gusto.

MAYONESA HECHA EN CASA

- *2 yema de huevo, a temperatura ambiente*
- *1 cucharadita de mostaza preparada*
- *1 cucharada de jugo de limón recién exprimido*
- *¼ cucharadita de sal*
- *¾ taza de aceite de oliva*

Preparación:

1. Los huevos deben estar a temperatura ambiente.
2. Pon los huevos, la mostaza, el jugo de limón y la sal en un procesador de alimentos y bátelos a alta velocidad.
3. Mientras que el procesador está en alta velocidad, agrega lentamente el aceite de oliva, un poco a la vez.
4. Continúa hasta que todo el aceite se haya utilizado y la mayonesa sea gruesa y cremosa.
5. Guárdala en un frasco, refrigérala, de 7 a 10 días.

POTAJE DE PAVO CREMOSO

- *3 cucharadas de mantequilla de vaca criada con pasto*
- *2 a 3 cucharadas de harina de arroz blanco (o de otro harina)*
- *4 tazas de caldo de pollo o de pavo*
- *1 puerro picado (utilizar las dos partes, blancas y verdes)*
- *1 cucharada de salvia fresca picada*
- *1 cucharadita de romero seco*
- *2 a 3 dientes de ajo, pelados y picados*
- *½ taza de raíz de céleri, pelada t cortado en cubitos (o 2 tallos de apio cortados en cuadritos)*
- *2 zanahorias en cuadritos*
- *1 papa grande Yukón doradas, cortada en cubitos*
- *1 cucharadita de sal marina*
- *pimienta negra recién molida*
- *1 ½ taza de trozos de pavo cocidos, cortados en cubitos*
- *1 cucharada de perejil fresco picado*

Preparación:

1. En una olla mediana, calienta la mantequilla y la harina.
2. Agrega el caldo y bátelo hasta que se mezclen.
3. Añade el puerro, la salvia, el romero, el ajo, la raíz de céleri, la zanahoria, la papa, la sal y pimienta al gusto.
4. Tápalo y deja hervir.
5. Reduce a fuego medio y cocinar de 15 a 18 minutos.
6. Añádele el pavo picado y el perejil.
7. Cocínalo de 1 a 2 minutos adicionales. Rectificar la sazón al gusto.

EMPAREDADOS CALIENTES ABIERTO DE PAVO

CON SALSA DE HIERBAS

- *pan de granos entero (de 1 a 2 rebanadas por persona)*
- *carne de pavo sin hueso*
- *salsa de hierbas*

Preparación:

1. Coloca el pan sobre una plato.
2. Caliente las piezas de pavo en el horno o en la estufa.
3. Coloca el pavo caliente en la parte superior del pan.
4. Cubrelo con cucharadas completas de salsa de Hierbas caliente.

SALSA DE HIERBAS

- *½ cucharadita de tomillo seco*
- *¼ cucharadita de salvia seca*
- *¼ cucharadita de romero seco*
- *2 cucharadas de mantequilla*
- *1 taza caldo de pollo o de pavo*
- *1 a 2 cucharadas de harina de trigo*
- *¼ taza de agua fría*
- *sal marina*
- *pimienta negra recién molida*

Preparación:

1. En una sartén o cacerola pequeña, sofríe las hierbas 2 a 3 minutos en la mantequilla.
2. Agrega el caldo.
3. En un recipiente pequeño, combina la harina para todo uso con agua fría y añádela a la olla.
4. Sazona con sal y pimienta al gusto.
5. Cocina a fuego medio-alto hasta que se espese la salsa.

FIDEOS TAHINI & PATO BRASEADO

- *2 muslos de pato, cuadriles y alas, sin piel*
- *2 a 3 tazas de caldo de pollo o agua*
- *2 pulgadas de jengibre, en rodajas finas*
- *1 cucharada de tamari (o salsa de soja de fermentada naturalmente)*
- *1 paquete (de 8.8 onzas /250 grs.) de fideos udon*
- *3 cucharadas de tahini*
- *2 cucharadas de salsa de soja*
- *2 cucharadas de vinagre de arroz moreno*
- *1 ½ cucharadas de jarabe de arce*
- *1 diente de ajo, pelado y picado*
- *una rociada de pimienta de cayena*
- *½ taza de agua*
- *2 cebolletas picadas en trocitos*
- *Una hoja de alga nori, tostada y desmenuzada*

Preparación:

1. Coloca los trozos de pato, el caldo, el jengibre y el tamari en una olla grande. Asegúrate de que el pato se cubra con el líquido. Calentar hasta que hierva.
2. Reduce el fuego a medio-bajo.
3. Tápalo y cocínalo una hora, girando las piezas una vez a la mitad de la cocción.
4. Continua la cocción hasta que la mayoría del líquido se evapore.
5. deja que la carne de pato se enfrié y desmenúzalo con un tenedor.
6. Cocina los fideos según las instrucciones en el paquete.
7. En un procesador de alimentos combina el tahini, la salsa de soja, el vinagre de arroz, el jarabe de arce, el ajo, la pimienta de cayena y agua.
8. Combina el aderezo tahini con los fideos, el pato desmenuzado y las cebolletas picadas.
9. Adórnalo con el nori tostado.

REDUCCIÓN DE GRASA DE PATO

La grasa de pato es una excelente grasa para freír y hornear debido a que es estable a altas temperaturas. También se considera una grasa saludable. "Todas las grasas de aves de corral contienen el ácido graso mono-saturado ácido palmitoleico, que se cree que potencia nuestro sistema inmunológico[37]." Hago grasa de pato, cada vez que compro un pato. La grasa se mantiene en el refrigerador hasta por dos meses, o en el congelador hasta por seis meses.

- *Grasa de pato, piel, y la cola*

Preparación:

1. Corta el exceso de piel y grasa del pato, y cortarlo en trozos pequeños.
2. Corta la cola en trozos más pequeños.
3. Calienta una paila o sartén de freír a fuego lento.
4. Coloca la piel de pato, la grasa, y la cola en la sartén y cocina a fuego lento hasta que la grasa se convierte en líquido.
5. Cuela la grasa con un paño de queso o colador de malla fina.
6. Guarda la grasa en un frasco de vidrio u otro recipiente.
7. La grasas de pato y la grasa de otro tipo de aves de corral se puede mantener en el refrigerador hasta por dos meses.
8. También puedes reducir grasa de pollo utilizando este mismo método - a la grasa de pollo se le llama schmaltz.

---

[37] FAT, An Appreciation of a Misunderstood Ingredient, Jennifer McLagan, Ten Speed Press, 2008, p. 123

PECHUGA DE PATO DORADA EN SARTÉN CON ENSALADA

DE REPOLLO CHINO CON CHICHARRONES CRUJIENTES

- *2 pechugas de pato*
- *sal marina*
- *pimienta negra recién molida*
- *1 cabeza de repollo chino, rallado*
- *2 zanahorias, ralladas o cortadas en palitos delgados*
- *2 a 3 cebolletas picadas en trocitos*
- *6 cucharadas de aceite de ajonjolí tostado*
- *4 cucharadas de vinagre de arroz moreno (o vinagre de otro tipo)*
- *1 cucharada de jugo de jengibre (jengibre fresco rallado y exprimir el jugo)*

Preparación:

1. Retira la piel de la pechuga de pato y córtala en trozos de ½ pulgada.
2. Calienta una sartén a fuego muy bajo y agrega la piel de pato.
3. La grasa se hará de la piel del pato.
4. Continua la cocción de los pedazos de piel en la grasa hasta que se dore.
5. Retira los chicharrones (de la piel de pato) de la sartén y escúrrelas sobre una toalla de papel.
6. Sazona los chicharrones con una pizca de sal marina mientras esté caliente.
7. Sazona la pechuga de pato con sal y pimienta al gusto y agrega en la parte superior la grasa de pato que se hizo en la sartén caliente.
8. Cocina a fuego medio de 3 a 4 minutos por cada lado.
9. Traslada el pato sobre un plato y deja reposar de 5 a 7 minutos.
10. Mientras la pechuga de pato está en reposo, combina la col china, las zanahorias y las cebolletas en un recipiente grande.
11. En un recipiente pequeño, mezcla el aceite de ajonjolí tostado, el vinagre de arroz, el jugo de jengibre, y un par de pizcas de sal de mar.
12. Corta en rodajas de ¼ de pulgada la pechuga de pato y añádelo a la ensalada.
13. Mezcla la ensalada con el aderezo.
14. Decora la ensalada con chicharrones crujientes.

RICAS RAÍCES INVIERNALES ASADAS

- *3 zanahorias cortadas en rodajas gruesas*
- *2 chirivías, cortadas en trozos gruesos*
- *2 nabos, cortados en cubitos*
- *2 cucharadas de schmaltz, grasa de pato, o aceite de oliva*
- *sal marina*
- *pimienta negra recién molida*
- *1 cucharada de perejil fresco picado*

Preparación:

1. Precalienta el horno a 400 ° F.
2. Mezcla las zanahorias, la chirivía, y los nabos en una cacerola y cubrelos uniformemente con la grasa de pato.
3. Sazona con sal y pimienta al gusto.
4. Cubrelo bien y ásalo por 30 minutos.
5. Destápalo y ásalo de 20 a 25 minutos.
6. Adórnalo con el perejil.

COLECITAS DE BRUSELAS SALTEADAS CON ARÁNDANOS Y ALMENDRAS TOSTADAS

- *1/3 taza de agua o caldo*
- *1 pinta de coles de Bruselas (10 a 12), limpias y cortadas a la mitad*
- *¼ taza de arándanos secos*
- *sal marina*
- *1 cucharada de aceite de oliva*
- *¼ taza de almendras picadas y tostadas*

Preparación:

1. En una sartén, pon a hervir el agua, las colecitas de Bruselas, y los arándanos. Añade un par de pizcas de sal marina.
2. Tápalo y cocínalo de 5 a 7 minutos o hasta que se evapore el líquido.
3. Riégalas con aceite de oliva y mézclalas con las almendras tostadas.
4. Continua la cocción de 3 a 5 minutos para caramelizar las colecitas de Bruselas.

DELICIOSA SOPA DE HONGOS SHITAKE

- *1 cebolla grande, pelada y cortada en cuadritos*
- *1 cucharada de mantequilla*
- *1 cucharadita de estragón seco*
- *8 onzas (227grs.) de hongos frescos cremini, picados (aproximadamente 4 tazas)*
- *8 onzas (227grs.) de hongos shitake frescos ,picados (aproximadamente 2 tazas)*
- *4 tazas de caldo de pollo o de pato*
- *1 cucharadita de sal marina*
- *cebollino fresco, picado*

Preparación:

1. Saltea la cebolla en la mantequilla en una sartén de 2 a 3 minutos.
2. Añade el estragón, los hongos, el caldo y la sal marina, y ponlo a hervir.
3. Tápalo y cocínalo a fuego medio de 7 a 10 minutos.
4. Retira las cebollas y los champiñones de la sopa con una cuchara con ranuras y hazlos puré en un procesador de alimentos o una licuadora hasta que quede suave.
5. Regresa el puré a la sopa.
6. Colócala en platos individuales y decórala con cebollino fresco.

PATÉ DE HÍGADO DE PATO

- *2 chalotes, pelados y picados*
- *1 diente de ajo, pelados y picado*
- *1 cucharadita de tomillo fresco o ½ cucharadita del seco*
- *3 cucharadas de grasa de pato reducida o mantequilla*
- *2 a 3 hígados de pato*
- *1 cucharada de brandy o de vino blanco*
- *2 cucharadas de sal marina*
- *4 cucharadas de mantequilla, suavizada*
- *Tostada de pan de granos enteros o galletas granos enteros*

Preparación:

1. En una sartén, saltea los chalotes, el ajo y el tomillo en la grasa de 2 a 3 minutos.
2. Agrega los hígados de pato, el brandy, y una pizca generosa de sal marina.
3. Cocina los hígados por 2 minutos de cada lado.
4. Pon todos los ingredientes, además de la mantequilla en el procesador de alimentos y hazlo puré hasta que quede suave y cremoso.
5. Trasládalo a un recipiente pequeño y déjalo reposar por lo menos 1 a 2 horas en el refrigerador.
6. Disfruta de una untada sana o dos en tus galletas favoritas o pan de grano entero.

SOPA DE CEBOLLA CARAMELIZADA

Esta es mi versión de la sopa de cebolla francesa. ¡Oh, Dios, es totalmente deliciosa! Pruébala y dime lo que piensas. Puedes enviarme un correo electrónico a mi sitio de Internet a (www.AndreaBeaman.com) con comentarios o preguntas sobre esta o cualquier otra receta en este libro.

- *3 cebollas grandes (dulce, amarilla, blanca o roja), peladas y cortadas en cubitos*
- *1 cucharada de grasa de pato o de pollo, aceite de oliva o mantequilla*
- *2 dientes de ajo, pelados y picados*
- *½ copa de vino de arroz para cocinar Mirin (o cualquier otro vino blanco)*
- *4 tazas de caldo de pato*
- *1 cucharadita de tomillo fresco o una cucharadita seca*
- *2 hojas de laurel*
- *1 cucharadita de sal marina*

Preparación:

1. En una sartén a fuego lento, saltea las cebollas en la grasa de pato durante 15 minutos.
2. Revuelve las cebolla un par de veces para asegurarte de que no se quemen.
3. Agrega el ajo y el mirin, y continua la cocción de 10 a 15 minutos hasta que la cebolla se caramelice y se torne de color marrón claro. No dejes que se queme.
4. Agrega el caldo, el tomillo, el laurel y la sal marina, y ponla a hervir.
5. Tápala y cocínala a fuego medio-bajo durante 15 minutos.
6. Ajusta los condimentos si es necesario. Retira y desecha las hojas de laurel antes de servir.

Capítulo 10

LA OLLA DE ORO

La olla de oro al final del arco iris no tiene que ser una fantasía. Puede ser una realidad. Sólo necesitamos alterar un poquito nuestra percepción sobre lo que hay *dentro* de la olla. Usa aquí tu imaginación: Imagina una olla caliente rebosando de rica comida para chuparse los dedos y que mágicamente llena nuestro cuerpo de deliciosas maravillas hechas en casa. Vamos, ¡eso es lo que yo llamo la olla de oro!!

Maravillosas comidas preparadas en una sola olla hace posible disfrutar de cenas totalmente balanceadas (al igual que de almuerzos y desayunos) sin el desorden, la alharaca y los platos sucios. ¿Cuántos de nosotros podemos decir que disfrutamos lavar las ollas y sartenes? Es probable que no muchos de nosotros. En realidad, una de las quejas más grandes de los clientes (¡aparte de la falta de tiempo para ir a la cocina y cocinar!) es que detestan limpiar. ¡Ajj! Nada provoca una acidez más rápido que mirar un lavaplatos lleno de platos apilados a diez pies de altura.

Las comidas elaboradas en una sola olla que coloco en este capítulo son todas sencillas y que se pueden cocinar en UNA SOLA OLLA. No estoy bromeando. Es totalmente serio, no te estoy tomando el pelo. Cuando digo una olla, ¡es una sola olla! Pon los antiácidos de lado; no tendrás acidez esta noche. Estoy segura de que podrás manejar correctamente la tarea de limpiar una sola olla.

Algunas personas puede que no entiendan el concepto de comidas de una sola olla; así que aquí estoy yo para aclarar la confusión. En un programa de televisión muy popular, *Top Chef* (Temporada 5, episodio 6), Martha Stewart juzgó a los concursantes en su habilidad de preparar comidas completas en sólo una olla en menos de una hora.

Algunos de los chefs presentes utilizaron una olla para crear sólo un elemento del platillo, y luego la lavaron y volvieron a utilizarla una y otra vez para preparar un elemento adicional. Utilizaron sus ollas tres o cuatro veces... ¡Quéeee!! Estaba totalmente anonadada cuando Martha Stewart escogió el filet miñón rociado de hierbas con puré de coliflor como platillo ganador. A pesar de que estoy segura de que estaría delicioso, *no* era una comida hecha en una sola olla. Aparte de lavar y reutilizar la olla repetidamente, el chef agregó un procesador de comida a la fórmula para hacer puré el coliflor. Esto no es, con certeza una comida de una sola olla. El platillo que probablemente debería haber ganado el concurso era una paella. El chef sólo utilizó una olla, una sola vez, para hacer un platillo delicioso. ¡Martha, Martha, Martha!! ¿En qué diablos estaba pensando? Creo que podríamos enviarte de nuevo a la "casa" por este escándalo culinario.

Este capítulo demuestra cómo hacer comidas completamente balanceadas que son preparadas, verdaderamente, en una sola olla. Una forma de cocina buena y tranquilita. Muchos de mis clientes tienen empleos a tiempo completo (fuera de la casa) y sólo pensar en cocinar después de una larga jornada de trabajo en la oficina, simplemente los paraliza. La única parte de sus cuerpos que funciona durante este momento traumático es un dedo que es usado para marcar el teléfono del restaurante chino para que le haga una entrega de comida.

Es en momentos como este que una olla de cocimiento lento viene al rescate. Te permite preparar comidas completas sin tener que vigilar la comida. Sólo tienes que colocar los ingredientes dentro de la olla antes de irte al trabajo en la mañana. Gradúa el calor en 'bajo' y el reloj automático a 10 horas. Para el momento en que llegues a casa, todo lo que tienes que hacer es levantar la tapa, tomar con tu cucharón la deliciosa comida y ponerla en un plato y servirla. ¡Es todo! Si sientes la necesidad, puedes acompañar tu comida con una ensalada o rebanadas de pan de granos enteros; pero la mayoría de las veces, es una comida completa exactamente como es.

Las recetas de esta sección pueden ser preparadas en una olla grande de sopa o en una olla de cocimiento lento. Te daré las indicaciones para ambas opciones en el momento apropiado.

No esperes por el esquivo duendecillo que mágicamente aparece y te dice dónde está la olla de oro; más bien, ponte tu delantal y cocina tu camino para llegar al final del arco iris.

MINESTRONG MAGNIFICIENTE

No, no se trata de un error tipográfico. Esta sola se llama "Minestrong". Con la adición del tradicional caldo de carne de res como base, recibirás un extra de beneficiosos nutrientes para tus huesos. ¡Así es bebé! Fortalece tus huesos con cada cazo de esta sopa.

- *1 cucharada de mantequilla*
- *1 cucharada de aceite de oliva*
- *1 puerro, lavado y picadito (utiliza las partes blancas y verdes)*
- *3 a 4 dientes de ajo, pelados y picaditos*
- *2 zanahorias, cortada en rodajas finas de ¼ de pulgada*
- *1 tallo de céleri, cortado finamente*
- *½ taza de tomates en lata en cubos colados*
- *5 tazas de caldo de carne de res (puedes substituirlo por pollo, pavo, etc.)*
- *1 ½ cucharadita de sal marina*
- *1 cucharadita de hojas secas de tomillo*
- *½ cucharadita de romero seco*
- *½ taza de coditos de pasta de kamut u otra pasta*
- *1 ½ taza de frijoles rojos cocidos o una lata de frijoles lavados y colados*
- *2 hojas de acelga suiza cortada finamente*
- *Queso parmesano (opcional)*

Preparación:

1. En una olla de sopa, calienta la mantequilla y el aceite y saltea el puerro por 2 ó 3 minutos.
2. Agrega el ajo, las zanahorias, el céleri, los tomates, el caldo, la sal, el tomillo y el romero.
3. Tápalo y cocínalo a fuego medio-alto por 5 a 10 minutos.
4. Agrega la pasta, los frijoles y la acelga.
5. Pon a hervir nuevamente la sopa.
6. Reduce el calor a fuego bajo por unos 10 a 12 minutos más.
7. Adereza con queso parmesano.

Preparación en una olla de cocimiento lento:
1. Coloca todos los ingredientes, menos la pasta y el queso en la olla, utilizando 4 tazas de caldo, en vez de 5.
2. Cocina a fuego lento por 8 horas o a fuego alto por 3 a 4 horas.
3. Agrega la pasta durante los últimos 20 minutos de cocción.
4. Adereza con queso parmesano fresco.

GUISO CAMPESTRE DE LENTEJAS

- *2 cucharadas de aceite de oliva o 1 cucharada de grasa de pollo*
- *1 puerro, lavado y picado (utiliza las partes blancas y verdes)*
- *2 dientes de ajo, pelados y picaditos*
- *5 tazas de caldo de pollo o agua*
- *3 tazas de lentejas cocidas o 2 latas de lentejas enjuagadas y coladas*
- *2 chirivías cortas en cubos de media pulgada (1,25 cm.)*
- *3 zanahorias cortadas en cubos de media pulgada (1,25 cm.)*
- *1 nabo mediano pelado y cortado en cubos de media pulgada*
- *1 papa Yukon dorada cortada en cubos*
- *2 cucharadas de hojas de tomillo fresco picadito*
- *1 ½ cucharadita de sal marina*
- *¼ cucharadita de pimienta negra fresca molida*
- *2 salchichas de puerco o pavo cocidas y cortadas*
- *¼ taza de perejil picadito*

Preparación:

1. En una olla grande, calienta el aceite y saltea los puerros y el ajo por 2 a 3 minutos.
2. Agrega el caldo de pollo, las lentejas, las chirivías, las zanahorias, el nabo, las papas, el tomillo, la sal y la pimienta.
3. Tápalo y déjalo hervir.
4. Reduce el calor a fuego medio y cocina de 20 a 25 minutos.
5. Remueve un tercio de los ingredientes de la olla y haz un puré en un procesador de alimentos o una licuadora.
6. Vuelve a echar el puré a la sopa.
7. Agrega las salchichas y el perejil y cocina por 3 ó 4 minutos adicionales.

Preparación en una olla de cocimiento lento:

1. Coloca todos los ingredientes, menos el perejil en la olla, utilizando 4 tazas de caldo, en vez de 5.
2. Cocina a fuego alto por 4 horas o a fuego lento por 8 horas.
3. Adereza con perejil antes de servir.

SABROSO CHILI DE PAVO

- *1 cucharada de aceite de oliva o grasa de pollo*
- *1 cebolla pelada y picada en cubitos*
- *2 dientes de ajo, pelados y machacados*
- *½ libra (226 gramos) de carne molida de pavo criado naturalmente*
- *1 pimiento rojo sin semillas y cortado en cubitos*
- *1 pimiento poblano sin semillas y cortado en cubitos*
- *2 tomates, cortados en trocitos*
- *2 cucharaditas de hojas de tomillo fresco*
- *1 cucharada de hojas de ajedrea*
- *½ cucharadita de sal marina*
- *3 tazas de frijoles pintos cocidos o 2 latas lavados y colados*
- *1 taza de caldo de pavo o de otro tipo*
- *Queso crudo tipo cheddar, rallado*

Preparación:

1. En una sartén o en una olla grande, calienta el aceite y saltea las cebollas y el ajo por 2 ó 3 minutos.
2. Agrega el pavo molido, separándolo en pequeñas piezas mientras se cocina de 3 a 4 minutos.
3. Agrega el pimiento rojo, el pimiento poblano, los tomates, el tomillo, la ajedrea, sal marina, los frijoles y el caldo de pavo.
4. Tápalo y deja cocinar a fuego medio por ½ hora.
5. Una vez servido en platos hondos individuales, adereza con queso cheddar rallado.

Preparación en una olla de cocimiento lento:

1. Coloca las cebollas, el ajo, el aceite, los pimientos, tomates, el tomillo, la ajedrea, la sal y los frijoles en la olla.
2. Separa el pavo molido con tus dedos y colócalo en la olla de cocimiento lento en pequeñas piezas.
3. Tápalo y deja cocinar a fuego alto por 4 horas o a fuego lento de 7 a 8 horas.
4. Adereza con queso cheddar rallado.

GUISO DE SALMÓN SALVAJE A LA CACEROLA

- *5 tazas de agua o de caldo de pescado*
- *1 pulgada (2,5 cm) de jengibre, pelado y cortado en palitos*
- *1 cebolla roja, pelada y cortada en trozos grandes*
- *2 zanahorias, cortadas gruesas en diagonal*
- *½ taza de calabaza de mantequilla o calabaza bellota cortada en cubos*
- *4 a 5 hongos shiitake, cortados finamente*
- *1 tallo de brócoli y sus flores (cortado en rodajas finas)*
- *6 a 7 onzas (170 gr.) de salmón salvaje (u otro pescado) cortado en piezas de 2 onzas (56 gr.)*
- *2 a 3 hojas de col rizada, cortadas en piezas de un bocado*
- *4 cucharadas de miso blanco o miso de garbanzo*
- *2 tazas de sobras de algunos granos (arroz moreno, fideos, etc.)*
- *¼ manojo de berro*

Preparación:

1. En una olla grande, coloca el agua, el jengibre, las cebollas, las zanahorias, la calabaza y los hongos. Ponlo a hervir.
2. Reduce el calor, tápalo y deja cocinar a fuego medio por 5 a 7 minutos.
3. Agrega el brócoli y cocina de 1 a 2 minutos.
4. Agrega el salmón y deja cocinar por 2 a 3 minutos.
5. Añade la col rizada y cocina por 2 a 3 minutos o hasta que esté de color verde brillante.
6. Diluye el miso en una pequeña cantidad de agua y agrégalo a la sopa.
7. Añade los granos y continúa cocinando por 2 ó 3 minutos.
8. Sirve en platos hondos grandes y adereza con hojitas de berro fresco.

Preparación en una olla de cocimiento lento:

1. Coloca el agua, el jengibre, las cebollas, las zanahorias, la calabaza, los hogos, el brócoli y la col en la olla de cocimiento lento.
2. Cocina a alta temperatura por 4 horas o a baja temperatura de 6 a 7 horas.
3. Durante los últimos 20 minutos de cocimiento, agrega el salmón.
4. En un recipiente pequeño, diluye el miso y una pequeña cantidad de agua y agrégalo a la olla.
5. Agrega los granos a la olla y continúa cocinando hasta que todos los ingredientes estén cocidos.
6. Adereza con berro fresco.

SOPA DE RÓBALO CON FIDEOS DE SOBA

- *5 tazas de agua o de caldo de pescado*
- *1 puerro, lavado y cortado grueso en diagonal (usa tanto las partes blancas como las verdes)*
- *2 pulgadas (5 cm.) de jengibre pelado y cortado en palitos*
- *1 taza de repollo verde cortado de forma irregular*
- *1 zanahoria, cortada en diagonales de ¼ de pulgada (0,62 mm.)*
- *12 a 16 onzas (aprox. 455 gr.) de róbalo negro o bacalao negro con piel y cortado en 4 porciones iguales*
- *½ (8 onzas) paquete de fideos de soba*
- *4 cucharadas de miso blanco dulce*
- *2 a 4 hojas de bok choy, cortadas en piezas de un bocado*
- *1 hoja de algas nori tostada cortado en astillas delgadas*

Preparación:

1. En una olla grande pon a hervir el agua, los puerros, el jengibre, el repollo y las zanahorias.
2. Reduce el calor a fuego lento y cocina de 5 a 7 minutos.
3. Agrega el pescado y los fideos, tápalo y cocina por 3 minutos.
4. En un recipiente pequeño, diluye la pasta de miso con agua o un poco de caldo de la sopa.
5. Agrega el bok choy y el miso disuelto en la sopa, tápalo y deja cocinar de 3 a 4 minutos a fuego lento.
6. Con un cucharón, sirve un poco sopa, fideos, una pieza de pescado en recipientes individuales.
7. Adereza con una cuantas astillas de algas nori.

Preparación en una olla de cocimiento lento:

1. Coloca las cebollas, el ajo, el aceite, los pimientos, tomates, el tomillo, la ajedrea, la sal y los frijoles en la olla.
2. Separa el pavo molido con tus dedos y colócalo en la olla de cocimiento lento en pequeñas piezas.
3. Tápalo y deja cocinar a fuego alto por 4 horas o a fuego lento de 7 a 8 horas.
4. Adereza con queso cheddar rallado.

GUISADO INVERNAL DE FRIJOLES BLANCOS

- *2 tazas de frijoles blancos cannellini cocidos o 1 lata de 15 onzas de frijoles lavados y escurridos*
- *4 tazas de caldo de pollo*
- *2 hojas de laurel*
- *1 cebolla pelada y cortada en cubos*
- *2 zanahorias cortadas en cubos*
- *½ céleri pelado y cortadito*
- *3 dientes de ajo asado o fresco*
- *½ cucharadita de romero seco*
- *1 cucharadita de hojas de tomillo seco*
- *Pimienta negra fresca molida*
- *½ taza de pasta de granos enteros o semolina*
- *2 a 3 hojas de col rizada rasgada en piezas del tamaño de un bocado*
- *1 a 2 cucharadas de perejil fresco finamente picado*

Preparación:

1. En una olla grande, pon a hervir los frijoles, el caldo, las hojas de laurel, la sal, las cebollas, las zanahorias, el céleri, el ajo, el romero, el tomillo y pimienta al gusto.
2. Tápalo, reduce el calor y deja cocinar por unos 20 a 25 minutos.
3. Agrega la pasta y la col rizada y cocina por unos 7 a 10 minutos adicionales.
4. Retira y desecha las hojas de laurel.
5. Con un cucharón, en recipientes individuales y adereza con perejil.

Preparación en una olla de cocimiento lento:

1. Coloca todos los ingredientes, menos la col rizada y la pasta en una olla de cocimiento lento.
2. Cocina a fuego lento por 8 horas o a fuego alto por 4 horas.
3. Agrega la col rizada y la pasta durante los últimos 20 minutos de cocción.
4. Adereza con perejil.

SOPA DE TROCITOS DE POLLO

- *5 tazas de caldo de pollo o agua*
- *1 cebolla, pelada y cortada en cubos*
- *1 raíz de nabo pelada y cortada en cubos*
- *3 zanahorias cortadas en cubos*
- *1 papa Yukon amarilla o roja cortada en cubos*
- *Piezas de pollo orgánico con huesos (alas, patas y esqueleto, etc.)*
- *1 cucharada de hojas de tomillo fresco*
- *1 ½ cucharadita de sal marina*
- *2 cucharadas de perejil fresco picadito*
- *2 a 3 dientes de ajo pelados y machacados*
- *½ taza de pasta de letras u otros fideos*

Preparación:

1. Pon a hervir el caldo, las cebollas, la raíz de nabo, las zanahorias, el pollo, el tomillo y la sal marina en una olla grande.
2. Reduce el calor a fuego lento, tápalo y deja cocinar por 35 a 40 minutos.
3. Agrega el perejil, el ajo y la pasta y continúa cocinando por 7 a 10 minutos.

Preparación en una olla de cocimiento lento:

1. Coloca 4 tazas (en lugar de 5) de caldo, las cebollas, el nabo, las zanahorias, las papas, el pollo, el tomillo, la sal y el ajo en una olla de cocimiento lento.
2. Cocina a alta temperatura por 4 horas o baja temperatura por 8 horas.
3. Agrega el perejil y la pasta durante los últimos 20 minutos de cocción.

VEGETALES VERANIEGOS Y GUISADO DE FRIJOLES

- *1 cucharada de aceite de oliva*
- *1 cebolla, pelada y cortada en cubos*
- *3 dientes de ajo pelados y picaditos*
- *4 tazas de caldo de pollo*
- *1 calabacín verde cortado en rodajas finas*
- *1 calabaza de verano amarilla cortada en ruedas finas*
- *1 lata de 15 onzas (425 gr.) de tomates rostizados sin escurrir*
- *1 ½ taza de frijoles cannelini o una lata de 15 onzas de frijoles enjuagados y escurridos*
- *1 cucharadita de orégano fresco*
- *1 cucharadita de sal marina*
- *1 cucharada de albahaca fresca picadita*
- *Queso parmesano rallado a lo grueso*

Preparación:

1. En una olla grande, calienta el aceite y saltea las cebollas y el ajo por 3 a 4 minutos.
2. Agrega el caldo, el calabacín, la calabaza de verano, los tomates, los frijoles, el orégano y la sal marina y pon a hervir esta mezcla.
3. Tápalo y cocina a fuego lento por 30 a 35 minutos.
4. Agrega la albahaca y cocina por 2 ó 3 minutos adicionales.
5. Adereza con queso parmesano rallado.

Preparación en una olla de cocimiento lento:

1. Coloca todos los ingredientes menos la albahaca y el queso en la olla de cocimiento lento, usando 3 tazas de caldo en lugar de 4.
2. Cocina a baja temperatura por 7 u 8 horas o a alta temperatura por 3 horas y ½ ó 4 horas.
3. Durante los últimos 10 minutos de cocción, agrega la albahaca.
4. Adereza con queso parmesano en recipientes individuales.

CHILI ESTILO TEX-MEX CON CARNE

- *2 cucharadas de aceite de oliva*
- *½ cucharadita de culantro molido*
- *½ cucharadita de especias variadas*
- *1 cucharadita de comino*
- *2 dientes de ajo pelados y picaditos*
- *1 cebolla grande pelada y cortada en cubos*
- *8 a 10 onzas de carne sirloin cortada en cuadritos (puedes usar también carne molida)*
- *1 pimiento jalapeño sin semillas y cortadito*
- *2 tomates sin semillas y cortados en cubitos*
- *Granos de 1 mazorca de maíz*
- *1 ½ taza de frijoles rojos de lata enjuagados y escurridos*
- *1 ½ taza de chícharos carita de lata, enjuagados y escurridos*
- *½ taza de agua o caldo (pollo, carne o vegetales)*
- *1 cucharadita de sal marina*
- *Queso tipo cheddar rallado*
- *Cebollino picadito*

Preparación:

1. En una sartén profunda, calienta el aceite y saltea el culantro, las especias y el comino por 1 minuto.
2. Agrega el ajo y las cebollas y saltea por 2 a 3 minutos.
3. Agrega la carne y cocina por 1 minuto o hasta que esté ligeramente dorada.
4. Agrega el jalapeño, los tomates, el maíz, los frijoles, los chícharos, el agua y la sal marina.
5. Tápalo y ponlo a hervir.
6. Reduce el calor a fuego medio y cocina por 25 a 35 minutos.
7. Adereza con queso cheddar y cebollino picadito.

Preparación en una olla de cocimiento lento:

1. Coloca todos los ingredientes, menos el queso y el cebollino en una olla de cocimiento lento.
2. Cocina a temperatura alta por 4 horas o a baja temperatura por 8 a 9 horas.
3. Adereza en recipientes individuales con queso y cebollino.

CHILI DE BÚFALO

- *2 cucharadas de aceite de oliva, grasa de pato o grasa de tocineta*
- *1 cebolla pelada y cortada en cubitos*
- *½ libra (226 gr.) de carne molida de búfalo*
- *1 ½ cucharaditas de comino*
- *1 cucharadita de sal marina*
- *½ cucharadita de pimienta negra fresca molida*
- *3 tallos de céleri picadito*
- *2 dientes de ajo, pelado y machacados*
- *1 pimiento rojo, sin semillas y picadito*
- *1 ½ taza de frijoles pinto cocidos o 1 lata de 15 onzas de frijoles enjuagados y escurridos*
- *1 lata de 15 onzas de tomates triturados con su líquido*
- *½ taza de agua o caldo de carne de res*
- *2 onzas de queso azul desmenuzado*

Preparación:

1. En una olla grande, pon a calentar el aceite a fuego medio y saleta las cebollas por 2 ó 3 minutos.
2. Agrega a la sartén la carne de búfalo en pequeñas piezas y cocina por 1 ó 2 minutos, rompiendo los trozos de carne al tiempo que se cocinan.
3. Agrega comino, sal, pimienta, el céleri, ajo, pimiento rojo, frijoles, tomates y agua.
4. Pon a hervir todos los ingredientes. Tápalo, reduce el calor a fuego lento y cocina por 25 a 30 minutos.
5. Adereza con queso azul.

Preparación en una olla de cocimiento lento:

1. Coloca las cebollas, el aceite, el comino, la pimienta negra, el céleri, el ajo, el pimiento rojo, los frijoles, los tomates y la sal en la olla.
2. Coloca aparte pequeñas cantidades de carne molida de búfalo y agrégala a la olla.
3. Agrega 1 taza de agua o caldo a la olla de cocimiento lento.
4. Tápalo y cocina a temperatura alta por 4 horas o a temperatura baja por 8 a 9 horas.
5. Adereza en recipientes individuales con queso azul.

GUISO CAMPESTRE DE RES

- *3 cucharadas de harina de granos enteros*
- *Sal marina*
- *Pimienta negra fresca molida*
- *Pimienta cayena*
- *8 a 10 onzas (283 gr.) de carne de res cortada en pedazos de 1 pulgada (2,5 cm.)*
- *1 cucharada de aceite de oliva, grasa de pato o grasa de pollo*
- *1 cebolla, pelada y cortada en cuñas gruesas*
- *4 zanahorias cortadas en piezas de ½ pulgada (1,25 cm.)*
- *3 papas rojas pequeñas cortadas en cuartos*
- *2 tallos de céleri cortados en cubos*
- *3 a 4 hongos cortados en cuartos*
- *1 taza de ejotes frescos cortados en piezas de 1 pulgadas (5 cm.)*
- *3 tazas de caldo de carne o pollo*
- *½ taza de vino rojo*
- *½ cucharadita de hojas de tomillo seco*

Preparación:

1. Coloca un poco de harina en una bolsa de plástico
2. Sazona con unas pizcas de sal marina, pimienta negra y pimienta cayena.
3. Introduce las piezas de carne en la bolsa y cúbrelos con la harina.
4. En una olla sopera, calienta el aceite y saltea la carne por 1 minuto por cada lado o hasta que esté ligeramente dorada.
5. Agrega las cebollas, zanahorias, papas, céleri, hongos, ejotes, caldo, vino, tomillo y ½ cucharadita de sal.
6. Pon todo a hervir.
7. Reduce el calor a fuego lento, tápalo y deja cocinar por 45 a 50 minutos.

Preparación en una olla de cocimiento lento:

1. Coloca todos los ingredientes, menos la harina sazonada, en una olla de cocimiento lento, utilizando 1 ½ taza de caldo en lugar de 3.
2. Tápalo y cocina a temperatura baja por 9 horas, o a alta temperatura por 4 ½ horas.
3. Media hora antes de que termine la cocción, combina la harina sazonada con una pequeña cantidad de agua (2 ó 3 cucharadas) y agrégala al líquido de la olla de cocimiento lento.
4. Tápalo y termina de cocinar hasta que el líquido se espese.

CORDERO GUISADO CON ALBARICOQUES

- *8 a 10 onzas de carne de cordero cortada en cubos*
- *1 cucharada de aceite de oliva, grasa de pollo o grasa de pato*
- *½ cucharadita de comino*
- *½ cucharadita de canela*
- *Una pizca de nuez moscada molida*
- *1 cucharada de mantequilla*
- *6 a 8 albaricoques secos cortados*
- *¼ taza de uvas pasas*
- *2 cebollas pelada y picada en cuartos*
- *3 dientes de ajo, pelado y cortados pequeñito*
- *½ cucharadita de sal marina*
- *1/8 cucharadita de pimienta negra fresca molida*
- *1 ½ taza de agua o caldo*
- *1 ½ taza de vino rojo*
- *1 espiga de perejil fresco picadito*

Preparación:

1. En una olla grande, sella el cordero en grasa hasta que esté dorado por todas partes.
2. Agrega comino, canela, nuez moscada, mantequilla, albaricoques, uvas pasas, cebollas, ajo, sal, pimiento, agua y vino a la olla.
3. Ponlo a hervir.
4. Tápalo, reduce el calor a fuego medio y cocina de 45 a 50 minutos.
5. Agrega el perejil a final del proceso de cocción.

Preparación en una olla de cocimiento lento:

1. Coloca los ingredientes en la olla de cocimiento lento comenzado con la mantequilla en el fondo y luego las cebollas, ajo, albaricoques, comino, canela, nuez moscada, sal, pimienta, 1 taza de caldo, vino y la carne sellada en el tope.
2. Cocina a temperatura alta por 4 a 5 horas o a baja temperatura por 8 a 10 horas.
3. Adereza con perejil.

Capítulo 11

ACTIVOS CONGELADOS

No es poco común para las personas comer comida sacada directamente del congelador. Lo sé porque lo hice. Cuando estaba en etapa de crecimiento en los años 70 y 80 (¡Vaya! ¿Acabo de revelar mi edad?) tanto mi mamá como mi papá tenían dos empleos cada uno para poder mantener la familia. Teníamos un techo sobre nuestras cabezas, ropa con qué cubrirnos, zapatos en nuestros pies y montones de cosas divertidas para jugar. Sólo faltaba una cosa: comida casera saludable. Mientras nuestros padres trabajaban largas horas, nosotros sobrevivíamos con cenas congeladas de la marca Hungry Man, pasteles de pollo Swanson, pizzas congeladas de Ellio y otras comidas refrigeradas. Todas eran altamente procesadas, empaquetadas y guardadas en un mini-glaciar eléctrico hasta que estuviéramos listos para calentarlas y comerlas. Estas comidas eran rápidas y convenientes, pero mayormente carentes de ingredientes de buena calidad y, usualmente, con excesiva sal.

De forma interesante, las comidas congeladas más sabrosas eran siempre aquellas preparadas y guardadas en el congelador por mamá o papá. Cada cierto tiempo, mi papá hacía una tina gigante de sopa de chícharos con hueso de jamón y luego congelaba la mitad en grandes envases para comidas futuras. ¡Muy inteligente! Esto disminuía el tiempo en la cocina y nos aseguraba comida disponible para más adelante. ¡Gracias por ese consejo tan sabio, papi!

Cada vez que hago una olla de sopa o caldo, congelo la mitad (tal como lo hacía papá) para usarlo tiempo después. Es muy reconfortante saber que siempre hay algo muy nutritivo al alcance y que está listo para descongelar, calentar y comer cuando lo necesite. Cualquiera de las sopas o caldos que has visto en capítulos anteriores pueden ser guardados en el congelador. Cuando los guardes, sólo ten en mente que los líquidos se expanden. Deja cerca de dos pulgadas (5 cm.) de espacio entre el borde y la superficie del contenido, antes de sellar y congelar líquidos.

Mi congelador también es utilizado para guardar caldos de huesos y proteínas animales (carne, pescado, pollo, salchichas, etc.) Los alimentos también pueden conservarse de manera segura en bolsas a prueba de humedad y envases seguros para el congelador (bien sea de vidrio o plástico) por varios meses. Las comidas congeladas pueden ser olvidadas fácilmente – lejos de la vista, lejos de la mente. Es buena idea colocarles una etiqueta con la fecha antes de guardar cualquier comida en el congelador. De otra manera, te verás a ti mismo escarbando entre misteriosos artículos que se asemejan a un mamut lanudo u otra criatura de la edad de hielo. Una buena regla es: si no sabes qué es o por cuánto tiempo ha estado allí, no lo comas. El congelador no detiene por completo el proceso de descomposición de los alimentos, sólo lo lentifica. Esto significa que las comidas pueden dañarse aún estando dentro del congelador.

Puedes congelar de forma segura:
- caldos, sopas y estofados por 2 a 3 meses
- carnes frescas y pescados por 3 a 6 meses
- después de 6 meses... ciertamente podemos seguir comiendo alimentos que han sido congelados, pero ¿por qué razón querríamos hacerlo? Si ha estado en el congelador por tanto tiempo, ¡de seguro no sabrá del todo bien!

Existen alimentos de gran calidad que puedes *comprar* ya congelados. Por ejemplo, los vegetales orgánicos mixtos son buenos para salteados y sopas rápidos y fáciles. Otros alimentos congelados incluyen espinaca, espárragos, frijoles verdes, maíz, brócoli, vegetales asiáticos, zanahorias, arándanos y otras frutas. Te enseñaré qué hacer con estos alimentos en las páginas a continuación.

Otros alimentos rápidos y fáciles que pueden ser preparados y congelados o comprados ya congelados son las hamburguesas de carne de búfalo, pavo, res y salmón; bolsas de camarones y pescados y paquetes de salchichas (de pollo, pavo y cerdo).

Te recomiendo altamente que prepares *alimentos frescos* provenientes de granjas locales y productos de la estación con el fin de hacer la mejor inversión en tu salud. Comida fresca es lo ideal. Si no tienes tiempo o acceso a ese tipo de comida, puedes contar con estos congelados para ayudarte en la cocina. Si estás corto de tiempo o en un aprieto sorpresivo, busca en tu congelador, excava algo (¡cualquier cosa!), descongélala y cocínala. Cualquier receta de comida congelada en este capítulo puede ser hecha con alimentos frescos también. Te daré ejemplos de cómo cocinar con ambos, congelados y frescos.

Por último, simplemente añade algo fresco (que no haya sido congelado previamente) como una ramita de perejil o hierbas picaditas, que pueden ayudar a darle vida a tu platillo. ¡Ponte los guantes y vamos a cocinar!

CREMOSA SOPA DE ESPÁRRAGOS

- *1 bolsa o caja (8 a 10 onzas – 283 gr. aprox.-)de espárragos orgánicos congelados o 1 manojo de espárragos frescos (retira cerca de 1 ó 2 pulgadas – 5 cm. – del tallo)*
- *2 a 3 dientes de ajo, pelados y machacados*
- *2 papas rojas, cortadas en cubos*
- *1 puerro, limpio y cortadito (tanto las partes verdes como las blancas)*
- *4 a 5 tazas de caldo de pollo, res o vegetales o agua*
- *1 cucharadita de sal marina*
- *½ pimiento rojo sin semillas y cortado finamente*

Preparación:

1. En una olla grande coloca los espárragos, los ajo, las papas, el puerro, el caldo y la sal y ponlo a hervir.
2. Tápalo, reduce el calor a fuego medio y cocina por 10 a 15 minutos o hasta que las papas se pongan suaves.
3. Retira los vegetales con una espumadera y ponlos en una licuadora o un procesador de alimentos para hacerlos puré.
4. Regresa los vegetales a la sopa.
5. Sirve en platos hondos individuales y adereza con pimiento rojo.

SOPA PRIMAVERAL DE GUISANTES

- *1 cucharada de aceite de oliva*
- *2 cebolletas grandes, con sus partes blancas y verdes, cortadas en cubos; o 1 cebolla grande pelada y cortada en cuadritos*
- *1 bolsa de 16 onzas (453 gr.) de guisantes verdes congelados o 2 tazas de guisantes frescos*
- *½ cucharadita de romero seco*
- *4 tazas de caldo de vegetales o agua*
- *1 cucharadita de sal marina*
- *Pimienta negra fresca molida*
- *1 ó 2 hojitas de menta, picaditas*

Preparación:

1. En una olla grande calienta el aceite y saltea las cebollas por 1 a 2 minutos.
2. Agrega los guisantes, el romero, el caldo y la sal. Ponlo a hervir.
3. Reduce el calor a fuego medio-bajo, tápalo y cocina de 10 a 15 minutos.
4. Retira los vegetales y hazlos puré en un procesador de alimentos o una licuadora.
5. Regresa los vegetales a la sopa.
6. Agrega pimienta negra fresca y ajusta los condimentos al gusto.
7. Decora con menta.

SUAVE CREMA DE MAÍZ

- *2 cucharadas de mantequilla orgánica*
- *1 cebolla grande, pelada y picada finamente*
- *4 a 5 tazas de caldo de pollo o vegetales, o agua*
- *2 bolsas de 16 onzas (453 gr.) de maíz congelado o los granos de 4 mazorcas frescas*
- *1 cucharadita de sal marina*
- *1 cucharada de cilantro fresco picadito*

Preparación:

1. En una olla grande calienta la mantequilla y saltea las cebollas por 2 a 3 minutos.
2. Agrega el caldo y el maíz (si estás usando maíz fresco, coloca los granos *y* las mazorcas en el agua para darle más sabor a maíz).
3. Tápalo y deja cocinar por 7 a 10 minutos o hasta que estén suaves.
4. Retira y desecha las mazorcas.
5. Haz un puré con el maíz y las cebollas en un procesador de alimentos o una licuadora.
6. Devuelve el puré de vegetales a la sopa y añade la sal.
7. Cocina por 5 minutos a fuego mediano.
8. Adereza con cilantro.

SOPA DE VEGETALES MIXTOS

- *1 cucharada de aceite de oliva o grasa de pollo o mantequilla*
- *1 cebolla, pelada y cortada en cubitos*
- *2 dientes de ajo, pelados y picaditos*
- *1 bolsa de 16 onzas (453 gr.) de vegetales mixtos congelados (cualquier tipo)*
- *1 lata de 15 onzas (425 gr.) de tomates sin escurrir*
- *4 tazas de caldo de pollo o de vegetales, o agua*
- *½ cucharadita de orégano deshidratado o ½ cucharada de orégano fresco*
- *½ cucharadita de albahaca deshidratada o 3 a 4 hojas de albahaca fresca finamente picada*
- *1 cucharadita de sal marina*
- *Pimienta negra fresca molida*
- *Ramitas de perejil fresco*

Preparación:

1. En una olla grande, calienta el aceite y saltea las cebollas por 2 a 3 minutos.
2. Agrega el ajo y los vegetales mixtos y saltéalos por 1 a 2 minutos más.
3. Agrega los tomates, el caldo, el orégano, la albahaca y la sal.
4. Tápalo y cocina a fuego medio por 10 a 12 minutos.
5. Agrega pimienta al gusto y continúa cocinando por 1 ó 2 minutos.
6. Adereza cada recipiente de sopa individual con perejil fresco.

LENTEJAS CON ESPINACA Y SALCHICHA

- *1 bolsa de espinacas congeladas o ½ manojo de espinacas frescas, lavadas y cortadas*
- *2 a 3 tiras de salchichas (pavo, pollo, cerdo, etc.) descongeladas y cortadas en cuadritos*
- *1 cucharada de aceite de oliva*
- *2 dientes de ajo, pelados y cortaditos*
- *1 cebolla, pelada y cortada en cubos*
- *2 cucharadas de hojas de tomillo fresco*
- *1 lata de 15 onzas (425 gr.) de lentejas verdes o negras, enjuagadas y escurridas*
- *3 ½ tazas de caldo de pollo o agua*
- *2 hojas de laurel*
- *1 cucharadita de sal marina*
- *Perejil fresco picadito*

Preparación:

1. Saca la espinaca y las tiras de salchichas del congelador y ponlas a descongelar.
2. En una olla grande, calienta el aceite y saltea el ajo y la cebolla por 1 a 2 minutos.
3. Agrega la espinaca y cocina por 2 a 3 minutos.
4. Agrega el tomillo, las lentejas, el caldo de pollo, las hojas de laurel y la sal marina.
5. Ponlo a hervir, tápalo y deja cocinar a fuego lento por 15 a 20 minutos.
6. Retira y desecha las hojas de laurel.
7. Adereza con perejil fresco.

CHILI... ¡NO TAN FRÍO!

(juego de palabras en inglés: "Not so chiilly chili)

- *1 cucharada de aceite de oliva*
- *1 cebolla grande, pelada y cortada en cubos*
- *3 dientes de ajo, pelados y machacados*
- *1 cucharadita de comino*
- *½ cucharadita de culantro*
- *2 hamburguesas congeladas de carne de pavo, res o bisonte, descongeladas y cortadas en piezas pequeñas O ½ libra de carne molida de pavo campero*
- *1 pimiento rojo, sin semillas y cortado en cubitos*
- *1 pimiento jalapeño, sin semillas y cortado en cubitos*
- *1 lata de 15 onzas (425 gr.) de tomates en cubos, sin escurrir*
- *1 ½ taza de frijoles pinto cocidos o 1 lata de 15 onzas (425 gr.) de frijoles enjuagados y escurridos*
- *½ cucharadita de sal marina*
- *Pimienta negra fresca molida*
- *1 a 2 pizcas de pimienta cayena*
- *Queso tipo cheddar hecho con leche cruda, rallado*
- *1 cucharada de cebollino picadito (puedes usar cebolletas)*

Preparación:

1. En una sartén profunda o en una olla calienta el aceite y saltea las cebollas y el ajo por 2 a 3 minutos.
2. Agrega el comino, el culantro y las piezas de carne molida de pavo.
3. Agrega el pimiento rojo, el pimiento jalapeño, los tomates, los frijoles; y luego la sal, la pimienta y la pimienta cayena al gusto.
4. Tápalo y cocina a fuego medio por 20 a 25 minutos.
5. Adereza con queso y cebollino picadito.

HAMBURGUESAS DE LUJO

- *Hamburguesas orgánicas (pavo, res, búfalo o pollo) Una por persona*
- *1 cebolla pequeña pelada y corta en lunitas delgadas*
- *2 a 3 champiñones finamente picados*
- *1 cucharada de mantequilla orgánica u otra grasa*
- *Sal marina*
- *Queso tipo cheddar o Monterrey Jack hecho con leche cruda (opcional)*
- *Pan de hamburguesas de granos enteros (uno por persona) o rebanadas de pan de granos enteros (dos por persona)*
- *Pepinillos, picados en ruedita finas*
- *Mostaza preparada*
- *Salsa de tomate tipo ketchup*
- *Mayonesa*

Preparación:

1. Saca las carnes de hamburguesa del congelador y ponlas a descongelar.
2. En una sartén, saltea las cebollas y los champiñones en mantequilla hasta que se vuelvan suaves y tiernos.
3. Agrega una o dos pizcas de sal marina.
4. Pon los vegetales salteados a un lado.
5. Cocina las carnes de hamburguesa a fuego medio-bajo.
6. Tápalas y deja cocinar por 2 a 3 minutos.
7. Voltéalas, coloca una rebanada de queso (opcional), tápalas y déjalas cocinar por 2 o 3 minutos adicionales.
8. Coloca la carne cocida en un pan y adereza con cebollas, champiñones y 2 ó 3 rueditas de pepinillos.
9. Pon un poco de tus condimentos favoritos (salsa ketchup, mostaza, mayonesa) o una combinación de los tres en la cara anterior del pan y luego colócalo sobre la carne.

CAMARONES ATREVIDOS Y SOFRITO DE VEGETALES

CON FIDEOS UDON

- *8 a 10 onzas (283 gr.) de camarones congelados (puedes usar camarones frescos pelados)*
- *1 paquete de 8 onzas (226 gr.) de fideos udon*
- *1 cebolla pelada y finamente picada en ruedas*
- *2 dientes de ajo pelados y machacados*
- *1 pulgada (2,5 cm.) de jengibre cortado en palitos*
- *1/3 taza de caldo de pollo o pescado o agua*
- *2 zanahorias finamente cortadas en diagonal*
- *½ cabeza de brócoli con sus flores y tallos (corta los tallos en ruedas de ½ pulgada – 1,25 cm.)*
- *½ cucharada de salsa de soja shoyu (fermentada de manera natural)*
- *1 cucharada de aceite de ajonjolí tostado*
- *2 cucharaditas de jarabe de arce (u otro edulcorante líquido)*
- *2 a 3 cebolletas picadas finamente*

Preparación:

1. Saca los camarones del congelador y déjalos en el tope de la cocina para que se descongelen.
2. Pon a hervir una olla con agua y cocina los fideos siguiendo las instrucciones del paquete.
3. Coloca las cebollas, el ajo, el jengibre y el caldo en una sartén y cocina por 2 a 3 minutos.
4. Agrega las zanahorias y los tallos de brócoli. Tápalos y cocina por 2 a 3 minutos.
5. Agrega las flores de brócoli y los camarones. Tápalo de nuevo.
6. Combina la salsa de soja, el aceite de ajonjolí y el jarabe de arce y agrégalo a la sartén.
7. Cocina por 3 a 5 minutos o hasta que los camarones estén cocidos y las flores de brócoli se vuelvan de color verde brillante.
8. Pon los camarones sobre los fideos cocidos y adereza con cebolleta picada.

SENCILLO SORBETE DE ARÁNDANOS

- *2 bolsas de 8 onzas (226 gr.) de fresas, moras, arándanos azules, cerezas o moras rojas congeladas o 2 pintas de arándanos frescos lavados, secados y puestos a congelar en una bolsa*
- *3 a 4 cucharadas de mermelada de uvas (o cualquier otra fruta)*

Preparación:

1. Retira las frutas del congelador y déjalas descongelar por 5 a 10 minutos o hasta que estén ligeramente suaves.
2. Colócalas en un procesador de alimentos o una licuadora con la mermelada de frutas y hazlas un puré suave y cremoso.
3. Sirve de inmediato o congélalo y podrás servirlo cuando lo desees.

DURAZNOS Y CREMA

- *2 bolsas de 8 onzas (226 gr.) de duraznos congelados*
- *½ taza de crema*
- *¼ taza de azúcar de remolacha o cualquier otra azúcar granulada*

Preparación:

1. Saca los duraznos del congelador y descongélalos por 2 a 3 minutos.
2. Mientras los duraznos se descongelan, combina el azúcar y la crema.
3. Coloca los duraznos y la crema en un procesador de alimentos o una licuadora y hazlos puré hasta que se vuelvan suaves y cremosos.
4. Sirve de inmediato o congélalo y podrás servirlo cuando lo desees.

Capítulo 12

¡ESTRATEGIAS DE ESTILO DE VIDA DE LOS SANOS Y FABULOSOS!

Viajes frecuentes me han enseñado cómo seguir mi camino de manera exitosa alrededor del comprometido abastecimiento alimenticio de nuestro país – ¡incluso si estoy varada en un aeropuerto! Dejé este capítulo para el final porque quería que ustedes tuvieran la experiencia de cocinar en su propia cocina antes de salir corriendo a comprar comida en un restaurante local. Ahora que has padecido, cocinado y cortado tu propia manera de hacer muchas recetas deliciosas, es posible que tengas un mejor entendimiento de cómo podría lucir y saber una comida saludable.

Las personas creen con frecuencia de manera errónea que tomar responsabilidad por su salud significa que más nunca podrán salir a comer en restaurantes, en eventos sociales u otras ocasiones sin sufrir de cierta culpa gastronómica. Esto no podría estar más alejado de la verdad. Todo lo que necesitamos hacer es tomar algo de nuestro conocimiento sobre comida casera y aplicarlo en las comidas fuera de casa. Es momento de poner a un lado el cuchillo y retirarte de la tabla de picar. Vamos en busca de algunas 'comestibles' y divertidas aventuras.

VIAJES DELICIOSOS

Comer, para mí, es casi una prioridad tan importante como encontrar alojamiento. Ciertamente, *no* planificaría un viaje sin saber, de antemano, dónde voy a colocar mi adormecida cabecita durante la noche. Como una comensal consciente, antes de viajar, también investigo dónde comer. No soy del tipo de persona que accidentalmente llego a Podunk, Estados Unidos, y caigo en cualquier viejo restaurante para comer. Mi itinerario de viaje también incluye la mejor calidad disponible de opciones para comer. Una vez que sé que mis necesidades de alimento y alojamiento están cubiertas, puedo verdaderamente relajarme y disfrutar del destino.

Gracias a la Internet, conseguir buena comida es prácticamente algo sencillo. Es tan simple como colocar el nombre de la ciudad con palabras como "restaurantes de comida local, orgánica, cosechada de forma natural y sin químicos". Si hay algo así en el área, saldrá reflejado en un artículo, página web o blog. También puedes buscar en www.localharvest.org, o en cualquier otro "recurso" al final de este libro, y poner tu código postal o ciudad para que te ayuden a encontrar mercados de agricultores, tiendas de comestibles y restaurantes. En mi página web, hay un 'vlog' (video y blog) que se llama ¡Comiendo en Estados Unidos! Para hacerlo, busqué de manera activa y muestro opciones de alimentos locales, de la estación, orgánicos y cosechados de manera natural en restaurantes, mercados de agricultores, comunidades de apoyo a la agricultura local y mucho más. Sólo coloca el nombre de la ciudad o el estado al cual estás viajando en la "barra de búsqueda" y si hemos estado allí, aparecerá.

Este pedacito de trabajo detectivesco hace que descubras nuevos lugares y tengas una deliciosa experiencia en lugar de emprender una frenética búsqueda por comida una vez hayas llegado muerto de hambre después de un largo día de viaje. Pronto notarás que una vez que la comida se convierta en una prioridad para ti, será súper fácil comer bien dondequiera que estés.

Es posible que te sorprendas al saber cómo muchos restaurantes y chefs están buscando ingredientes de la más alta calidad y están muy orgullosos de ello – de manera valiente, describen en sus menús las fuentes de agricultores locales y productores artesanales. Experimentados chefs y restaurantes le compran directamente a personas que ponen especial atención a los productos que venden. Por ejemplo, podrás ver algo como esto en un menú: "Luciéndose en el menú para la cena de Big Bob, pollo campero de las granjas de Martin, tomatillos de las granjas Stoneledge y tocineta de las granjas Squiggly Piggly". ¡Parece que los agricultores locales son las nuevas estrellas de rock!.

Si no tienes acceso a Internet, intenta hacerlo de la manera antigua indagando información: llama al hotel, posada o el lugar donde que estés quedando y pregunta y si conocen algún restaurante local, natural y que prepare comida de la estación o si hay alguna tienda de alimentos saludables en el área. El chico de la localidad puede conocer dónde encontrar los mejores productos hechos en casa, frescos y naturales.

Adoro explorar nuevos lugares y saborear ingredientes locales. Como un bono adicional, comer alimentos locales ayuda a mi cuerpo a sentirse físicamente aclimatado a cada medio ambiente al que voy y alivia los efectos de los cambios de horario y la fatiga general que produce viajar. Por ejemplo, yo vivo en la ciudad de Nueva York, la cual tiene un clima templado. Si estuviera viajando a Costa Rica u otro lugar con clima tropical, al llegar ahí, necesitaría comer alimentos que hayan sido cosechados en esa parte del mundo para ayudar a mi cuerpo a logar de nuevo el balance. Comer de manera local en Costa Rica incluye más pescado y cocos, así como más frutas tropicales y otros alimentos que ayudan a refrescar internamente mi cuerpo y a mantener su equilibrio en ese calor sofocante.

HOTEL, MOTEL, POSADA...

Algunas veces, los clientes me dicen que no tienen la opción de dejar el hotel debido a que tienen seminarios, reuniones y otras obligaciones de negocios. En ese caso, es imperativo que revises el menú del restaurante del hotel antes de llegar. Muchos hoteles tienen restaurantes con excelente comida en sus menús. Algunos ofrecen tarifas internacionales para personas que viajan de otras partes del mundo.

Si el hotel no te ofrece ninguna opción de calidad o no tiene un restaurante en él, pregunta si tienen una habitación con una cocinilla. Si es así, lleva contigo algunos alimentos sencillos de trasladar: una bolsita de plástico con avena en hojuelas, frutas secas y nueces y semillas. Con estos pocos ingredientes, puedes preparar un nutritivo desayuno en tu habitación.

Si no quieres viajar con comida, siempre puedes salir a comer a algún lado. ¡Esto es Estados Unidos! Cuando trabajaba para la cadena MTV/VH1, recuerdo que bajaba del avión y manejaba al supermercado Whole Foods o a un mercado de alimentos naturales para llenar el carro de huevos, pan, mantequilla, yogur y meriendas como hummus antes de ir al hotel. Simplemente guardaba esas cosas en la pequeña nevera de la habitación.

Si no tienes una habitación con una cocinilla y/o una estufa pequeña, también puedes hacer una variedad de comidas en la máquina de hacer café. ¡Sí, es así! Leíste bien, "en la máquina de hacer café". Para preparar una avena básica, sólo necesitamos agua caliente. Lo mismo para huevos pasados por agua. Puedes adquirir este mágico líquido para cocinar tan sólo encendiendo la máquina de hacer café sin ponerle café. Y, ¡voila! Tendrás agua caliente. Para una avena, vierte el agua caliente en la superficie de las hojuelas y déjala asentar durante la noche. En la mañana, agrega un poco más de agua caliente y algo de mezcla de nueces y semillas, un poco de yogur y tendrás un desayuno nutritivo. Para huevos tibios, llena una taza de café con agua caliente y deja el huevo dentro de ella por 3 a 5 minutos. Cambia el agua 3 ó 4 veces hasta lograr la consistencia deseada. Mientras más continúes agregando agua caliente, más se cocerá el huevo y más firme se pondrá. O también puedes beber los huevos a lo "Rocky Balboa"; tragándolos en seco crudos. ¡Aggggg! No es mi manera preferida de comer huevos. Y, no puedo creer que estoy a punto de decirte esto; pero, incluso podrías freír un huevo en el tope del calentador de la máquina de hacer café (aunque no lo recomiendo y es bastante desastroso). Al compartir esta última 'golosina' de cómo cocinar en una cafetera contigo, creo que justo me acaban de prohibir la entrada a todos los hoteles en Estados Unidos.

ORDENANDO EN RESTAURANTES

Comer en restaurantes puede parecer un reto para algunos; pero una vez que le coges la caída, es tan fácil como un pedazo de pastel de manzana caliente con helado de vainilla. Así de sencillo… ¡y delicioso!

Ten en mente que la mayoría de los restaurantes acomodarán sus reglas para asegurar que su comida sea agradable. Si necesitas que tu comida sea preparada de una manera específica, no tengas miedo de decirlo – ellos desean hacerte feliz. Si tienes una buena experiencia en ese restaurante, de seguro volverás una y otra vez.

Existe un restaurante "saludable" en la ciudad de Nueva York en el vecindario donde vivo. Es fácil darse cuenta que en la cocina siempre preparar los vegetales casi crudos. Y la verdad es que yo no tengo estómago para digerir el brócoli y el coliflor crudos. Así que simplemente les pido que me cocinen "bien" mis vegetales. Haciendo esto, puedo disfrutar de una comida deliciosa, fácilmente digerible ¡y ellos habrán hecho feliz a un consumidor! Pide y se te dará.

Otra cosa a tomar en cuenta es que en la mayoría de los restaurantes las porciones son ENORMES y es posible que no tengan el tamaño apropiado para tu consumo. Me he dado cuenta de que algunas comidas de restaurante pueden ser hasta el doble del tamaño de lo que normalmente comeríamos en casa. Sabiendo esto, yo no ordeno una comida completa (aperitivo y platillo principal más postre) al menos que esté comiendo en un finísimo restaurante francés donde las porciones no son más grandes que un bocado. Esta es, probablemente, la verdadera razón por la cual esos condenados franceses se mantienen tan flacos. ¡A controlar las porciones, babe!

210

Si vives en un lugar de clima templado, ordena una comida que sea predominantemente vegetales con una cantidad más pequeña de proteína animal (4 a 6 onzas, dependiendo por supuesto de tus necesidades físicas) Ve al capítulo "Volviendo a lo básico" para que tengas una idea de cómo debe lucir una comida. No es poco común para algunos restaurantes servir un bistec de 12 a 16 onzas u otra proteína animal del tamaño de la roca de Plymouth. Esto podría ser apropiado para un defensor de línea, pero no para alguien tan pequeño como tú o yo. ¿Cuántas veces has salido a comer fuera y has regresado a casa sobando tu panza hinchada y diciendo: "¡Wao, estoy súper lleno. Me siento como que estoy a punto de parir un bebé orca!". Bueno, quizás no dices exactamente eso, pero sí algo parecido. Llenarnos en exceso es algo que ocurre todo el tiempo y puede seguir ocurriendo hasta que hagamos la conexión consciente de que la cantidad de comida en tu plato podría ser más de la que tu cuerpo necesita.

Para ponerle fin a este dilema, yo simplemente ordeno un aperitivo y luego divido mi plato principal con cualquiera que esté comiendo conmigo, o me llevo la mitad a casa. Y *siempre*, comparto el postre. Mi cuerpo no se siente bien o no funciona de forma correcta cuando está sobrecargado de azúcar. ¿Y el tuyo?

Es fácil pedir porciones saludables de vegetales y cantidades más pequeñas de proteína animal en restaurantes de comida asiática como los restaurantes chinos, japoneses, coreanos, tailandeses y vietnamitas. Los restaurantes de tipo italiano, hindú, pakistaní, franceses, estadounidenses, griegos, mexicanos, de comida kosher, árabes y españoles, usualmente sirven algunos tipos de carbohidratos de alta calidad como cuscús, trigo bulgur, arroz, avena, frijoles, legumbres y una gran variedad de vegetales cocidos y ensaladas crudas frescas.

Revisa bien el menú para discernir si hay cualquier tipo de proteína animal de alta calidad que provenga de animales criados de manera orgánica, alimentados con pasto, criados en pasturas, libres de antibióticos o salvajes. Estas son mejores opciones que los animales de granjas industriales. Y, como mencioné anteriormente, los restaurantes que utilizan ingredientes de buena calidad, con frecuencia lo especifican en sus menús.

Si estás varado sin ninguna posibilidad de consumir productos "naturales", bien sea en restaurantes o cualquier comedero, no sufras por eso. Sólo come algo de lo que está más abajo en la cadena alimenticia. Los pesticidas y químicos se acumulan más mientras más alto subas en la cadena – las carnes de animales y productos lácteos pueden ser los más grandes ofensores en el menú. En ese caso, escoge algo que sea mayormente, o todo, vegetariano como sopas, ensaladas o algunos aperitivos y contornos. Y, si la mayor parte de la comida que comes es de alta calidad, un poco de comida de menor calidad no te hará daño. Haz lo mejor que puedas cada vez que puedas y no te atormentes. El cuerpo puede manejar pequeñas cantidades de toxinas y residuos tóxicos – es cuando nuestro cuerpo se sobrecarga con cantidades excesivas que aparecen los problemas.

Salir a comer fuera en restaurantes es muy divertido, especialmente cuando te sientes bien con la comida que estás comiendo. Date un respiro, sal de la casa (no todas las noches, por supuesto) y deja que alguien más te cocine… y lave los platos también.

SABROSA SOCIALIZACIÓN

Conocí una mujer que se negaba a ir a fiestas y reuniones sociales porque nunca quería comer nada de lo que se servía. Era muy difícil para ella estar alrededor de comida que no quería comer. Estaba tan enfocada, de manera intencional, en comer sólo su comida y/o comida de restaurantes saludables específicos que no se salía jamás de su rígido régimen. No hace falta decirlo, pero ella era una de las personas menos saludables que nunca he conocido. Removida socialmente y apartada físicamente, era incapaz de vivir en el mundo de una manera funcional.

Vi un poco de mí misma en ella (aunque no de forma tan extrema) cuando estaba al comienzo de mis treinta, en que era extremadamente macrobiótica y luego, vegana. Por algunos años, me negué a comer con mi familia en el Día de Acción de Gracias y en Navidad porque pensaba que la comida era la única fuente de verdadera nutrición.

Los alimentos son, ciertamente, una gran parte del proceso de curación porque forma nuestro cuerpo. Pero, la comida física *no* es la única cosa que necesitamos para curarnos. Necesitamos una combinación de mente, cuerpo y espíritu. Y, no puedes obtener esto de un emparedado.

Por ejemplo, una comida durante las fiestas, preparada con alimentos con pesticidas; pero infundida del amor de un miembro de tu familia que está cocinándola, puede ser una mejor opción que una comida "limpia" preparada por alguien con emociones negativas y/o comiéndola a solas. Socializar con los que amamos puede ayudarnos a soportar nuestro crecimiento espiritual y emocional. Después de todo, no es el trozo de torta de chocolate llena de azúcar, o el cuenco de botanas de maíz genéticamente modificado o la carne de animales de granjas industriales lo que puede dañarnos, son las cosas que hacemos de manera consistente y todos los días. Si comes alimentos de la mejor calidad con mucha frecuencia, puedes permitirte una pequeña cantidad de productos no tan buenos y no debes pensar que tendrás un efecto negativo. Al menos, por supuesto, que pongas una gran cantidad de sentimiento de culpa en la superficie de tu plato.

Si estás preocupado sobre las comidas que hay en alguna fiesta, puedes llevar a la misma un platillo preparado con amor y con ingredientes de buena calidad. El anfitrión agradecerá tu gesto y tú sabrás qué estás comiendo exactamente. Es una situación de ganar-ganar.

Para terminar – come productos de alta calidad tanto como te sea posible y recuerda disfrutar tu comida y disfrutar de las personas que están alrededor de ti. Ésta es, con seguridad, una receta para tener éxito en tu dieta y tu estilo de vida.

Donde quiera que estés y en cualquier ambiente social en que te desenvuelvas, siempre recuerda que ¡tú eres tu activo más y que vales mucho!

FOOD RESOURCES

ALVARADO STREET BAKERY
Phone: (707) 585-3293
alvaradostreetbakery.com
Whole grain breads

AMAZON.com
http://www.amazon.com
Online retailer for food and
kitchen products

COLEMAN NATURAL MEATS
colemannatural.com
Naturally raised meats

DIAMOND ORGANICS
800-922-2396
diamondorganics.com
Organic products

EAT WELL GUIDE
www.eatwellguide.org
Directory of naturally raised
products

EAT WILD
http://eatwild.com
Grass-fed animal products

EDEN FOODS
888-424-EDEN (3336)
www.edenfoods.com
Organic food products

JUST FOOD
JustFood.org
Connecting communities with local
farms

GOLDMINE NATURAL FOODS
800-475-FOOD (3663)
goldminenaturalfoods.com
Organic foods and other products

KUSHI INSTITUTE STORE
800-645-8744
www.kushistore.com
Macrobiotic specialty items

LOCAL HARVEST
http://www.localharvest.org
Locate farmer's markets, CSAs,
organic restaurants

AMERICAN GRASS FED BEEF
http://blog.americangrassfedbeef.com
recipes, information

MAINE COAST SEA VEGETABLES

207-565-2907

www.seaveg.com

Certified organic sea vegetables

RODALE INSTITUTE FARM LOCATOR

www.newfarm.org/farmlocator

Find organic farms

NIMAN RANCH

www.nimanranch.com

Toll Free 866-808-0340

Naturally raised meats

SUSTAINABLE TABLE

http://www.sustainabletable.org

Locate sustainable food

NATURAL RESOURCES DEFENSE COUNCIL

www.nrdc.org

ORGANIC CONSUMERS ASSOCIATION

www.organicconsumers.org

Promotes food safety and organic farming

SOUTH RIVER MISO

413-369-4057

www.southrivermiso.com

Organic miso products

TRADER JOES MARKET

www.traderjoes.com

Natural and organic products

WHOLE FOODS MARKET

www.wholefoodsmarket.com

Natural and organic products

WILD BY NATURE MARKET

http://www.wildnature.com

Natural and organic products

About The Author

Andrea Beaman is a natural foods chef, thyroid expert, diet & lifestyle coach, and television host, with a passion for teaching people about sustainable eating and living. Successfully healing her *incurable* thyroid disease with health-promoting foods, exercise and natural therapies was the catalyst that transformed her health, life and profession.

Andrea was a featured contestant on Bravo's hit reality TV show, Top Chef. She is a regularly featured food and health expert on CBS News, and is the host of the *Award Nominated*, Fed UP! A cooking show that educates guests and viewers how to cook for, and cure, their bodily ailments. She maintains www.AndreaBeaman.com, her personal website that offers recipes, video blogs, food tips, holistic health coaching, books, DVD's, and inspiring health-related content.

She teaches inspirational seminars and fun classes to a wide base of clients and students at The Institute For Integrative Nutrition, the Natural Gourmet Cooking School, The James Beard House, Kripalu Center for Yoga & Health, The Open Center, The 92nd Street Y, and other venues around the country to thousands of students annually.

Andrea is the author of *The Whole Truth – How I Naturally Reclaimed My Health, and You Can Too!* and *The Eating and Recipe Guide – Better Food, Better Health*, and *Health is Wealth – Make a Delicious Investment in You!* Through her books, DVD's (Nourishing Thyroid Health & Nourishing Adrenal Health) and classes, Andrea makes learning about health, food, and positive lifestyle activities, an uplifting experience.

216

ANDREA BEAMAN BOOKS & PRODUCTS

www.AndreaBeaman.com

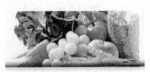
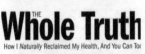
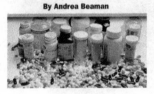

The Whole Truth How I Naturally Reclaimed My Health & You Can Too!
Retail $14.95
Check out Andrea's inspirational self-healing memoir that reveals eye-opening information about modern medical practices, and how sickness is a BIG business! The Whole Truth, How I Naturally Reclaimed My Health, provides useful tools to help readers begin their own healing journey. This is a must-read for anyone seeking health.

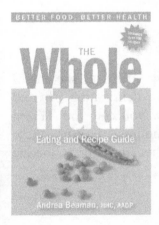

The Whole Truth Eating and Recipe Guide – Better Food, Better Health
Retail $19.95
The Whole Truth Eating and Recipe Guide presents an understanding of food and its effect on long-term health and vitality. With this practical knowledge, vibrant health and an ideal weight can easily be achieved without restrictive dieting. Included in this enlightening and humorous guide are more than 100 delicious recipes.

Nourishing Thyroid Health
Retail $24.99

Nourishing Adrenal Health
Retail: $24.99

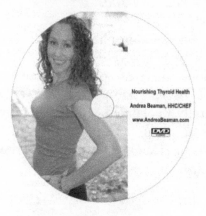

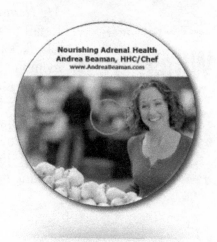

Join Andrea in these educational and entertaining videos as she shares the steps she took to successfully heal her own debilitating Thyroid disease and Adrenal Fatigue Syndrome and how you can, too. From environmental factors, to food choices, and emotional healing, these DVDs have the information you need to begin healing your endocrine disorders right now!

RECIPE INDEX